Abc

Modélisation des colonnes d'extraction à phase dispersée

Abdelmalek Hasseine

Modélisation des colonnes d'extraction à phase dispersée

Modélisation, simulation et optimisation

Presses Académiques Francophones

Mentions légales / Imprint (applicable pour l'Allemagne seulement / only for Germany)
Information bibliographique publiée par la Deutsche Nationalbibliothek: La Deutsche Nationalbibliothek inscrit cette publication à la Deutsche Nationalbibliografie; des données bibliographiques détaillées sont disponibles sur internet à l'adresse http://dnb.d-nb.de.
Toutes marques et noms de produits mentionnés dans ce livre demeurent sous la protection des marques, des marques déposées et des brevets, et sont des marques ou des marques déposées de leurs détenteurs respectifs. L'utilisation des marques, noms de produits, noms communs, noms commerciaux, descriptions de produits, etc, même sans qu'ils soient mentionnés de façon particulière dans ce livre ne signifie en aucune façon que ces noms peuvent être utilisés sans restriction à l'égard de la législation pour la protection des marques et des marques déposées et pourraient donc être utilisés par quiconque.

Photo de la couverture: www.ingimage.com

Editeur: Presses Académiques Francophones est une marque déposée de
Südwestdeutscher Verlag für Hochschulschriften GmbH & Co. KG
Heinrich-Böcking-Str. 6-8, 66121 Sarrebruck, Allemagne
Téléphone +49 681 37 20 271-1, Fax +49 681 37 20 271-0
Email: info@presses-academiques.com

Produit en Allemagne:
Schaltungsdienst Lange o.H.G., Berlin
Books on Demand GmbH, Norderstedt
Reha GmbH, Saarbrücken
Amazon Distribution GmbH, Leipzig
ISBN: 978-3-8381-8850-8

Imprint (only for USA, GB)
Bibliographic information published by the Deutsche Nationalbibliothek: The Deutsche Nationalbibliothek lists this publication in the Deutsche Nationalbibliografie; detailed bibliographic data are available in the Internet at http://dnb.d-nb.de.
Any brand names and product names mentioned in this book are subject to trademark, brand or patent protection and are trademarks or registered trademarks of their respective holders. The use of brand names, product names, common names, trade names, product descriptions etc. even without a particular marking in this works is in no way to be construed to mean that such names may be regarded as unrestricted in respect of trademark and brand protection legislation and could thus be used by anyone.

Cover image: www.ingimage.com

Publisher: Presses Académiques Francophones is an imprint of the publishing house
Südwestdeutscher Verlag für Hochschulschriften GmbH & Co. KG
Heinrich-Böcking-Str. 6-8, 66121 Saarbrücken, Germany
Phone +49 681 37 20 271-1, Fax +49 681 37 20 271-0
Email: info@presses-academiques.com

Printed in the U.S.A.
Printed in the U.K. by (see last page)
ISBN: 978-3-8381-8850-8

Remerciements

- Avant tout, je dois remercier Dieu le tout puissant qui m'a donné la force pour mener à terme ce long et dur travail;

- Je tiens à remercier très sincèrement le Professeur A-.H. MENIAI de l'université Mentouri de Constantine, mon encadreur et directeur de thèse. Ce fut un grand plaisir de travailler avec lui, durant la préparation du Magister puis du Doctorat. Personnellement, je lui serai éternellement reconnaissant de la confiance qu'il m'a témoignée, et du soutien qu'il m'a porté;

- Je tiens aussi à remercier le Professeur BENCHEIKH LEHOCINE M. pour m'avoir fait un grand honneur en acceptant de présider le jury. Personnellement je le remercie aussi pour les discussions scientifiques que j'ai eu avec lui, à maintes occasions;

- Je remercie aussi Messieurs les Professeurs M. KADJA (U.Constantine), M. OMARI (U.Biskra) et D. BARKAT (U.Biskra), pour m'avoir fait honneur et plaisir en acceptant d'examiner ce travail;

- Je voulais également exprimer ma reconnaissance au professeur H.J.Bart (Université Kaiserlautern, Allemagne) et au maître de conférence O. Masbernat (Laboratoire de génie chimique, Toulouse, France) d'avoir accepté de m'accueillir dans leur laboratoire et mis tous les moyens à ma disposition durant mes stages;

- Je tiens aussi à exprimer toute ma gratitude à Mr KORICHI Mourad de l'université de Ouargla, pour son accueil chaleureux durant mon séjour à Toulouse dans le cadre d'une bourse Algérienne de finalisation de thèse;

- Je tiens aussi à exprimer ma gratitude envers l'ensemble de la direction de Université de Biskra pour le financement de mes stages;

- Je ne saurais oublier toutes les autres personnes qui, plus ou moins directement, ont contribué aussi bien à la réussite de ce travail;

- Et enfin, je remercie mes parents, mes frères, ma soeur et mes beaux parents pour leur constant soutien, et en particulier ma femme pour son infinie patience et sa compréhension, et j'adresse toute ma tendresse paternelle à mes deux enfants, ma fille Raiane et mon fils Abdelali Anis.

RESUME

Ce travail est une étude d'un modèle d'évaluation considérant deux paramètres hydrodynamiques principaux : la rétention de la phase dispersée et le diamètre de Sauter. Ceci est fait pour deux types différents de colonnes d'extraction, à savoir le contacteur à disque rotatif (RDC) et la colonne Kühni, en utilisant différents modèles de rupture et de coalescence des gouttes dans un modèle de bilans de populations des gouttes. Basées sur les modèles de drainage de film pour des gouttes indéformables (des gouttes sphériques) et déformables avec les interfaces partiellement mobiles, différentes simulations ont été effectuées et les résultats ont été comparés aux valeurs expérimentales. L'accord entre l'observation expérimentale et la simulation est satisfaisant et les modèles utilisés se sont avérés appropriés pour prévoir des profils de rétention et de diamètre de Sauter pour le système toluène/eau. Le modèle de bilan populations est un outil utile pour la conception et la prévision dans un intervalle des processus qui concernent des phases dispersées et des substances particulaires. La méthode du problème inverse pour le modèle de bilans de populations de gouttes est appliquée à l'évaluation des paramètres de coalescences pour le système biphasé liquide–liquide. Ceci est fait pour deux systèmes, à savoir toluène/eau et n- acétate de butyle/eau dans un contacteur à disque rotatif (RDC) utilisant un modèle de bilan de populations de gouttes. Dans la littérature ouverte, la méthode d'évaluation à ce problème est souvent basée sur l'approche déterministe d'optimisation. Ces méthodes produisent des instabilités près d'un minimum local, exigeant inévitablement des informations sur les dérivés à chaque itération.

Pour surmonter les limitations ci-dessus, on propose une méthode fournissant une évaluation pour des paramètres de coalescences. Elle est basée sur une structure simple et adaptée de l'algorithme génétique, pour ce problème particulier.

L'accord entre l'observation expérimentale et les simulations est encourageant et, en particulier, les modèles utilisés se sont avérés approprié pour prévoir des profils de hold-up et de diamètre de Sauter pour ces deux systèmes.

En conclusion, ces résultats démontrent que le procédé d'optimisation proposé est très commode pour estimer les paramètres de coalescences pour ces systèmes dans les colonnes d'extraction.

Mots clés : Extraction, Hold-up, Coalescence, Rupture, Diamètre de Sauter, Efficacité, Gouttes

SOMMAIRE

NOMENCLATURE

a	Diamètre réduit (m) $= r_1 r_2 /(r_1 + r_2)$
A_k	Constante d'Hamaker (J)
C_1, C_2	Constantes de fréquence de collisions
C_3, C_4	Constantes d'efficacité de coalescence
C_V	Constante de turbulence (damping)
D_{ax}	Coefficient de dispersion axial (m^2/s)
D_C	Diamètre de la colonne (m)
D_R	Diamètre du rotor (m)
D_S	Diamètre du stator (m)
$d_1, d_2, \text{resp..} d$	Diamètre de la goutte (m)
d_{crit}	Diamètre critique de la goutte pour la rupture (m)
d_{eq}	Diamètre équivalent (m)
d_0	Diamètre de la goutte mère (m)
d_{32}	Diamètre de Sauter moyen de la goutte (m)
e	Faction de la surface libre du plateau
F, F_1	Force (N)
$g(z,d)$	Fréquence de la rupture (s^{-1})
g	Accélération de gravité (m/s^2)
H_C	Hauteur du compartiment (m)
$h(d_1, d_2)$	Fréquence de collision pour un volume unité (m^3/s)
h_1, h_2, h	Epaisseur du film (m)
N	Vitesse du rotor (s^{-1})
N_P	Nombre de puissance $= P/(N^3 D_R^5 \rho_c)$
P	Fonction de densité de distribution (m^{-1})
P	Puissance d'entrée par compartiment (W)

i

$P(d)$	Probabilité de rupture pour une goutte de diamètre d
Q	Flux des phases (m^3/s)
Re_R	Nombre de Reynolds du rotor $= \dfrac{\rho_c R^2 N}{\mu_c}$
r	diamètre (m)
$\bar{t}$	Temps de contact moyen (s)
$\bar{\tau}$	Temps de coalescence moyen (s)
$V(d)$	Volume d'une goutte de diamètre d (m^3)
v	Vitesse de phase (m/s)
v_r	Vitesse relative (m/s)
v_T	Vitesse terminale (m/s)
We_m	Nombre de Weber modifié
We_R	Nombre de Weber du rotor $= \dfrac{\rho_c D_R^3 N^2}{\sigma}$
x_m	Nombre moyen des gouttes filles
z	Hauteur (m)

Symboles grecques

$\beta(d_0, d)$	Distribution des tailles des gouttes filles (m^{-1})
σ	Tension interfaciale (N/m)
$\Delta\rho$	Différence de densité entre phases (kg/m^3)
ε	Puissance de dissipation mécanique par unité de mass (W/kg)
μ	Viscosité dynamique (Pa.s)
γ	Viscosité cinématique (m^3.s^{-1})
ρ	Densité (kg/m^3)
ϕ	Fraction volumique (hold-up) de la phase dispersée
$\lambda(d_1, d_2)$	Probabilité de coalescence
$\omega(d_1, d_2)$	Taux de coalescence (m^3/s)

Subscripts

c	Phase continue
crit	critique

d   Phase dispersée

max   maximale

LISTE DES FIGURES

LISTE DES TABLEAUX

INTRODUCTION GENERALE

La technique d'extraction liquide-liquide est fréquemment utilisée dans différents secteurs industriels tels que pharmaceutiques, alimentaires, chimiques, pétrochimiques etc. [1, 2]. Son avantage réside dans sa simplicité et surtout sa haute performance, l'efficacité et le coût relatif de l'équipement utilisé qui permet d'atteindre des degrés de séparation assez élevés [3, 4].

Par conséquent de par cette importance de l'extraction liquide-liquide, des programmes de recherche sont constamment élaborés, touchant les deux aspects: expérimental et modélisation.

En effet la fiabilité ou le calcul d'un équipement d'extraction liquide-liquide, dépend en grande partie du modèle utilisé. Choisir le modèle le plus approprié pour calculer, par exemple, un type de colonne d'extraction liquide-liquide bien précis, n'est pas une opération facile. Ceci s'explique, principalement, par l'influence de certains paramètres opératoires tels que la température, les débits des différents courants liquides ainsi que les propriétés physiques du système. Donc à ce stade, une idée claire peut être faite sur 'importance et l'intérêt de toute étude des systèmes d'extraction liquide-liquide, basée sur la modélisation.

Dans la littérature, un grand nombre de travaux se rapportant à la modélisation des colonnes d'extraction liquide-liquide sont rapportés, mais jusqu'à présent aucun modèle ne s'est imposé comme assez complet et général, pouvant prendre en charge tout type de colonnes. Ceci motive donc la réalisation d'autres études qui sont toujours en cours.

En effet les modèles les plus récents [5, 6] visent surtout à étudier l'influence des taux de rupture et de coalescence sur l'hydrodynamique et le transfert de masse dans les dispersions turbulentes. La coalescence et la rupture des gouttes sont les paramètres principaux pour une bonne compréhension du comportement des dispersions liquide-liquide dans les colonnes d'extraction. Ces deux processus sont de nature dynamique et, dans un domaine turbulent d'écoulement, dépendent des tailles de gouttes, des propriétés physico-chimiques de la phase impliquée, de la rétention, des conditions d'écoulement et de divers autres paramètres tels que la dissipation locale d'énergie, et ceci selon la géométrie de l'appareil.

Le transfert de masse dans la phase continue dans la région autour de la goutte est influencé par l'état de sa surface qui peut être immobile, partiellement ou entièrement mobile [7].

Généralement, la modélisation des phénomènes cités ci-dessus repose sur deux approches principales: la première concerne le drainage de film utilisant l'approximation de lubrification de Chesters [8] pour des gouttes déformables avec les films inter faciaux parallèles partiellement mobiles et la deuxième, celle de Davis et coll. [9] est surtout applicable pour des gouttes indéformables à interface partiellement mobile.

Le phénomène de coalescence est toujours précédé d'un processus de collision pour au moins deux gouttes. Ce dernier peut être dû au taux de collision turbulente (fluctuations turbulentes), au taux de collision dû à la flottabilité (dépendant de l'intensité de l'accroissement des différences des vitesses) et à la réalisation d'une condition de taux de cisaillement laminaire (couches de cisaillement induites par des différences de vitesses) [10].

Cependant la majorité des modèles décrivent ce comportement de coalescence, plutôt qualitativement mais pas quantitativement parce qu'ils ne tiennent pas compte de tous les paramètres appropriés, tels que les forces électrostatiques de répulsion [10]. Par conséquent, il est nécessaire d'améliorer et de raffiner ces modèles au moyen de données expérimentales. En outre, les effets dus aux interactions entre gouttes, sont généralement différents d'un type de colonne à l'autre, et ce pour une puissance fournie équivalente, résultant en des efficacités de transfert de masse différentes.

Les phénomènes de coalescence et de rupture produisent de nouvelles aires interfaciales, améliorant ainsi le transfert de masse.

Par conséquent, dans ce travail, les différentes étapes principales impliquées dans une opération d'extraction liquide-liquide en colonne, comme le transport des gouttes, leur rupture et coalescence, sont considérées pour deux types différents de colonne : une colonne RDC et une colonne Kühni. L'objectif est de calculer la rétention locale et le diamètre de Sauter, paramètres essentiels et requis pour le processus de transfert de masse.

L'approche du modèle de bilan de population est adoptée et incluse dans la modélisation par le biais d'une équation intégro-différentielle à paramètres répartis et régis par une équation aux dérivées partielles, qui décrivent le comportement spatio-temporel des variables du modèle.

Cependant l'utilisation de cette approche (bilan de population) nécessite la connaissance de certains paramètres de coalescence intervenant dans le modèle et qui sont généralement totalement inconnus, ou plutôt mal connus. Par conséquent, dans cette étude, il est proposé d'identifier ces paramètres à partir d'observations expérimentales. Cette démarche constitue la résolution du problème inverse par opposition à la résolution directe de l'équation elle-même, et est d'une grande importance. En effet généralement, le modèle est écrit mais ses paramètres présentent une assez grande incertitude.

Les valeurs optimales de ces paramètres sont obtenues par le biais de méthodes d'optimisation sans ou avec contraintes, telle que celle basée sur l'approche de l'algorithme génétique couplé avec un solveur d'éléments finis au sens de Galerkin ou la méthode du pivot fixe pour la variable interne (diamètre de la goutte) et la méthode des volumes finis pour la variable externe (hauteur de la colonne).

L'utilité du thème de cette étude peut aussi apparaître dans le dimensionnement des colonnes d'extraction liquide-liquide, qui sont assez sollicités dans les procédés industriels. Cette tâche de design nécessite des modèles assez fiables avec des paramètres assez précis et pouvant être déterminés assez facilement. Sur ce point, l'extraction par solvant est moins favorisée, par rapport aux autres opérations unitaires telles que la distillation, qui disposent de simulateurs permettant de prédire avec une précision suffisante le fonctionnement en régimes permanent et dynamique, des colonnes de rectification. La raison principale est due surtout à la complexité de l'interaction entre les différents phénomènes mis en jeu (transport, rupture, coalescence et transfert de masse).

Les résultats de la modélisation se sont appuyés sur ceux issus de la collaboration avec le laboratoire de génie chimique de l'université de Kaiserslautern (Allemagne) qui dispose d'un équipement assez performant, qui permet de générer des résultats expérimentaux assez fiables.

Le présent manuscrit sanctionnant ce travail est entamé par cette introduction générale qui donne une idée sur l'importance et l'intérêt du thème abordé, tout en soulignant les objectifs visés.

Dans le premier chapitre, une revue bibliographique sur l'application de l'approche du modèle de l'équation de bilan de population de gouttes et les stratégies numériques de résolutions, sont présentées.

Le deuxième chapitre présente les équations du modèle. Ces dernières résultent d'une discrétisation de la colonne en une succession de compartiments dans lesquels les bilans volumiques macroscopiques sont effectués. A une échelle plus locale, la description des lois décrivant l'hydrodynamique d'une population de gouttes dans une colonne d'extraction liquide-liquide, est aussi donnée.

Le chapitre trois présente la stratégie numérique retenue pour résoudre les équations du modèle, particulièrement la méthode de discrétisation et de résolution de ces équations. L'algorithme simulation- optimisation développé, est aussi présenté.

Finalement, dans le chapitre quatre, les résultats issus de la modélisation sont comparés aux données expérimentales acquises sur une colonne pilote fonctionnant en régime permanent avec les systèmes toluène/eau et n-acétate de butyle d'/eau. Des résultats obtenus par le biais d'expériences numériques sont aussi exposés et couvrent un ensemble de conditions hydrodynamiques différentes (charge, taux de solvant, intensité d'agitation, etc.). Finalement la comparaison entre les résultats obtenus pour les deux différents types de colonnes (RDC et Kühni) par l'utilisation des différents modèles de coalescence élaborés, clôture cette partie.

Références citées dans l'introduction

[1] H. W. Brandt, K.-H. Reissinger and J. Schröter, *Chem. Eng. Tech.* 1978, *50*, 345.

[2] T. C. Lo, M. H. I. Baird and C. Hanson, Eds., *Handbook of Solvent Extraction*. J. Wiley & Sons, New York 1983.

[3] J. C. Godfrey and M. J. Slater, Eds., *Liquid-Liquid Extraction Equipment*. J. Wiley & Sons, Chichester 1994.

[4] A. Robins and R. W. Cusack, *Liquid-Liquid Extraction Operations and Equipment*. Perry's Chemical Engineers' Handbook. R. H. Perry and D. W. Green, Eds. New York, McGraw Hill 1997, 15/1.

[5] T. Kronberger, A. Ortner, W. Zulehner, H.J. Bart, *Computers Chem. Eng.* 1995, *19*, 639.

[6] C. Tsouris, L.L. Tavlarides, *AIChE J.* 1994, *40*, 395

[7] C. Tsouris, L.L. Tavlarides, *Chem. Eng. Sci.* 1993, *48*, 1503.

[8] A.K. Chesters, *Trans. IchemE* 1991, *69*, 259.

[9] R.H. Davis, J.A. Schonberg, and J.M. Rallison, *Phys. Fluids A1* 1989, *77* (1).

[10] M. Simon, H.-J. Bart, *Chem. Eng.Technol.* 2002, 25, 4 81.

CHAPITRE I

REVUE BIBLIOGRAPHIQUE

1.1. Introduction

Généralement, la modélisation des équipements de séparation tels que les contacteurs liquide-liquide, complètement agités et différentiels, est basée sur l'approche de bilan de population des gouttes, qui est surtout utilisée pour décrire le comportement hydrodynamique complexe de la phase dispersée, de par la nature des interactions macroscopiques de la phase dispersée, dans un champ continu d'écoulement, généralement turbulent. Ces interactions macroscopiques sont dues aux phénomènes de rupture et de coalescence, qui résultent dans une population distribuée de gouttes, non seulement dans un domaine spatial de l'équipement, mais également aléatoirement, en ce qui concerne l'état des gouttes (propriétés) comme la taille, la concentration et l'âge. Dans ce cadre, il apparaît que dans [11, 12], les auteurs étaient parmi les premiers à introduire le modèle de l'équation de bilan de populations dans la modélisation de certains procédés de génie chimique faisant intervenir une phase dispersée. De tels processus incluent les opérations unitaires effectuées dans les réacteurs discontinus et continus agités, ainsi que dans des contacteurs différentiels tel que rapporté, par exemple, dans [13-15] pour la cristallisation et dans [16, 17] pour les colonnes d'extraction liquide-liquide.

Dans de tels équipements d'opérations unitaires, le comportement dynamique des particules dispersées, telles que des bulles ou des gouttes comme pour le cas de ce travail, est assez variable. Par conséquent, il est nécessaire de considérer un modèle mathématique assez détaillé, afin de pouvoir décrire les événements engendrés par l'interaction entre la phase continue turbulente et la phase dispersée (gouttes), incluant les phénomènes de rupture et de coalescence.

D'une manière générale, le terme de rupture considère l'interaction d'une simple goutte avec la phase continue turbulente, où elle subit la rupture si l'énergie cinétique turbulente transmise à la goutte excède son énergie de surface [18].

D'autre part, la coalescence de gouttes peut avoir lieu en raison de l'interaction entre deux gouttes et la phase continue turbulente. La coalescence entre ces deux gouttes est considérée comme effective si le film liquide intervenant a suffisamment de temps de contact pour subir un drainage [19].

Par conséquent, une distribution des tailles des gouttes est générée le long de la coordonnée spatiale du contacteur liquide-liquide rendant les modèles inhérents en supposant des distributions de taille de gouttes uniformes ou basées sur un certain diamètre moyen de gouttes (d_{32}) de valeur pratique assez petite [20, 21].

En conséquence, la modélisation de ces phénomènes, basée sur les bilans de populations des gouttes, contribue non seulement à la détermination du hold-up de la phase dispersée (concentration volumique) mais également toute propriété intégrale liée à la distribution résultante de particules (gouttes), comme la taille moyenne des gouttes et la surface interfaciale spécifique requise pour le calcul du transfert de masse et de la chaleur [22 – 24].

L'approche du bilan de populations a été appliquée pour modéliser le comportement des dispersions interactives liquide-liquide de deux manières différentes, la première se basant sur la notion d'étage et l'autre sur les modèles différentiels.

Dans l'approche d'étage rapportée dans [23, 25, 26], la colonne est assimilée à une série de réacteurs agités interagissant l'un sur l'autre et traversés par des écoulements allant de l'avant vers l'arrière, pour compenser le comportement non idéal de chaque réacteur.

Des exemples pratiques de telles colonnes peuvent être cités tels que la colonne perforée, la colonne pulsée, la colonne Scheible et les cascades de mélangeurs- décanteurs. Pour ce système, une équation de bilan de population doit être écrite pour chaque réacteur avec des conditions aux limites adéquates.

Dans l'approche basée sur le modèle différentiel, les phases sont en contact continu et se séparent seulement à la sortie du contacteur, comme pour le cas de la colonne de jet, du contacteur à disque rotatif (RDC), à plateaux pulsés, Kühni et la colonne d'Oldshue-Rushton. Dans tels équipements, le modèle de bilan de population est habituellement formulé comme étant une loi de conservation en termes de concentrations volumiques [16, 27-29]. Le modèle différentiel résultant tient compte du transport de gouttes, des ruptures et coalescences des gouttes, avec des conditions aux limites nécessaires. Cependant ces dernières ne sont pas clairement énoncées dans la littérature. Une revue assez complète de modélisation mathématique de ces colonnes d'extraction liquide-liquide, ainsi que les avantages et inconvénients des modèles correspondants, est rapportée dans [30].

Globalement, l'application de l'approche de bilan de populations fournit des informations assez utiles pour toute modélisation incluant les phénomènes de rupture et de coalescence ainsi que les lois de transport de gouttes. Cependant, le développement des programmes de recherche visant à déterminer expérimentalement les cinétiques de rupture et de coalescence des gouttes ainsi que le transport des gouttes uniques ou par groupes, a grandement contribué à l'élaboration de modèles plus réalistes, grâce à la disponibilité de ces paramètres cinétiques et de lois de transport, comme démontré dans les travaux présentés dans [24, 25, 31- 38].

Cependant, le niveau de développement des modèles acquis a induit des complexités mathématiques qui exigent ainsi un coût informatique assez élevé, du fait qu'aucune solution analytique n'est facile à obtenir pour l'équation de bilan de population générale. En conséquence, une solution numérique est nécessaire pour une simulation des processus de la phase dispersés assez précise. Depuis deux décennies plusieurs travaux ont été publiés, concernant seulement la solution numérique de nombreux cas particuliers, comme illustré dans [22, 27, 28, 39-77].

En dépit de toute cette recherche intensive, aucune approche numérique générale n'existe jusqu'à présent et qui est applicable systématiquement à l'équation de bilan de population quand les distributions à plusieurs variables tels que la taille, la concentration et l'âge des gouttes, connus comme étant des coordonnées internes, interviennent [11]. Une telle distribution multi variables dans les dispersions liquide-liquide, est rapportée dans [78, 79]. Cependant, le problème devient plus compliqué quand des coordonnées externes formées par la phase continue, interviennent, comme dans le cas des modèles différentiels de bilan de population. Cet ensemble de coordonnées indépendantes est souvent mentionné dans la littérature de l'équation de bilan de population comme étant l'espace de phase de gouttes (particule).

Une approche assez courante pour réduire la dimension de bilan de population est de faire la moyenne, par rapport à la coordonnée interne choisie, utilisant la méthode des moments décrite dans [67, 68, 80] et qui est considérée comme très attractive et facilement programmable, particulièrement pour le calcul des propriétés spécifiques moyennes de la population. Malheureusement, la méthode des moments n'est pas exempte de problèmes inhérents dus à la fermeture et à la complexité de reconstruction de la distribution [67]. Par conséquent d'autres méthodes sont nécessaires, comme le montre les sections suivantes.

1.2. Revue des méthodes numériques disponibles

Généralement, les méthodes numériques utilisées pour la solution de l'équation de bilan de population, sont groupées en trois catégories: méthodes stochastiques, d'ordre élevé et d'ordre zéro, qui sont décrites comme suit :

1.2.1. Méthodes stochastiques

Les approches stochastiques, à la différence des méthodes des différences finies, sont des techniques conçues pour la simulation du comportement du système par la génération des nombres aléatoires utilisés pour l'identification des fonctions de probabilité, régissant un tel comportement [82].

Cette approche stochastique de simulation a l'avantage d'être capable de simuler l'équation de bilan de population multi variables, en ce qui concerne la coordonnée interne quand les autres méthodes numériques deviennent extrêmement coûteuses. La présentation d'algorithmes actuellement utilisés pour la simulation stochastique de l'équation de bilan de population dans les réacteurs continus agités ainsi que de la simulation directe et les algorithmes d'écoulement de la masse, est donnée dans [77].

1.2.2. Méthodes d'ordre élevé

La plupart des méthodes à ordre élevé essaient d'approximer la fonction de distribution par un ensemble de fonctions linéairement indépendantes d'ordre plus grand que zéro, par la méthode d'éléments finis. Dans [40], l'équation de bilan de population pour la coalescence de gouttes dans un réacteur continu agité a été résolue, utilisant la collocation orthogonale en éléments finis avec des polynômes cubiques, avec une définition logarithmique du diamètre de gouttes.

Dans [59], les auteurs ont résolu l'équation de bilan de population pour le réacteur continu agité en régime permanent en utilisant le couplage entre les méthodes de Galerkin et de collocation orthogonale en éléments finis avec des polynômes cubiques. En dépit de leur exactitude, l'inconvénient principal de ces méthodes est le calcul excessif imposé pour l'évaluation des intégrales doubles. Cette particularité a lieu quand les fonctions de rupture et de coalescence sont dépendantes d'une certaine propriété de l'intégrale liée à la population telle que le hold-up de la phase dispersée qui dépend du temps.

Dans [70], cette question a été abordée, en plus des difficultés liées aux singularités de la fonction à intégrer où des suggestions sont présentées pour lever ces dernières pour des fréquences spécifiques de coalescence.

Dans [66], l'équation de bilan de population a été résolue pour le processus de cristallisation, en utilisant la méthode de Galerkin en éléments finis, qui est adaptée pour les tailles des gouttes et l'ordre élevé.

L'inconvénient principal de cette méthode est la difficulté pour découpler le temps où les fréquences des phénomènes de coalescence et de rupture dépendent des variables elles mêmes dépendantes du temps, et par conséquent le coût en terme de temps de calcul informatique devient excessivement important, particulièrement quand plus d'une coordonnée dans l'équation de bilan de population est impliquée. Un examen étendu de ces méthodes a été rapporté dans [81, 82].

1.2.3. Méthodes d'ordre zéro

Les méthodes d'ordre zéro comme rapporté dans [83] sont celles concernées par une représentation de la distribution de population, après division de la taille de gouttes en un nombre fini de classes, par une valeur constante (polynôme d'ordre zéro) dans chaque classe. De cette façon l'équation originale intégro- différentielle partielle est transformée en système d'équations aux dérivées ordinaires pour lesquelles la solution numérique est bien établie.

Finalement, ce chapitre a été une opportunité pour consulter un nombre assez important de travaux ayant un lien avec le thème de ce travail, comme le montre le paragraphe suivant. Ceci a permis de bien préciser et raffiner l'axe considéré.

1.2.4. Références citées dans le chapitre I

[11] Hulbert, H., & Katz, S. (1964). Some problems in particle technology. A statistical mechanical formulation. *Chem. Eng. Sci.*, 19, 555-574.

[12] Valentas, K. J., & Amundson, A. R. (1966). Breakage and coalescence in dispersed phase systems. *Ind.Eng. Chem. Fundam.*, **5**, 533-542.

[13] Motz, S., Mitrovic, A., & Gilles, E.-D. (2002). Comparison of numerical methods for the simulation of dispersed phase systems. *Chem. Eng. Sci.*, 57, 4329-4344.

[14] Puel, F., Fevotte, G., & Klein, J. P. (2003). Simulation and analysis of industrial crystallization processes through multidimensional population balance equations. Part 1: a resolution algorithm based on the method of classes. *Chem. Eng. Sci.*, 58, 3715-3727.

[15] Campos, F. B., & Lage, P. L. C. (2003). A numerical method for solving the transient multidimensional population balance equation using Euler-Lagrange formulation. *Chem. Eng. Sci.*, 58, 2725-2744.

[16] Modes, G., Bart, H.-J., Rodrigue-Perancho, D., & Broder, D. (1999). Simulation of the fluid dynamics of solvent extraction columns from single droplet parameters. *Chem. Eng. Tech.*, 22, 231-236.

[17] Gerstlauer, A., (1999): Herleitung und Reduktion populationsdynamischer Modelle am Beispiel der Fluessig-Fluessig-Extraktion. Fortschritt-Berichte VDI Reihe, 3, 612.

[18] Coulaloglou, C. A. , & Tavlarides, L. L. (1977). Description of interaction processes in agitated liquidliquid dispersions. *Chem. Eng. Sci.*, 32, 1289-1297.

[19] Chatzi, E. , & Lee, J. M. (1987). Analysis of interactions for liquid-liquid dispersions in agitated vessels.*Ind. Eng. Chem. Res.*, 26, 2263-2267.

[20] Alatiqi, I., Aly, G., Mjalli, F., & Mumford, C. J. (1995). Mathematical modeling and steady-state analysis of a Scheibel extraction column. *Can. J. Chem. Eng.*, 73, 523-533.

[21] Weinstein, O., Semiat, R., & Lewin, D. R. (1998). Modeling, simulation and control of liquid-liquid extraction columns. *Chem. Eng. Sci.*, 53, 325-339.

[22] Al Khani, S. D., Gourdon, C., & Casamatta, G. (1988). Simulation of hydrodynamics and mass transfer of disks and rings pulsed column. *Ind. Eng. Chem. Res.*, 27, 329-333.

[23] Tsouris, C., Kirou, V. I., & Tavlarides, L. L. (1994). Drop size distribution and hold-up profiles in a multistage extraction column. *AIChE J.*, 40, 407-418.

[24] Alopaeus, V., Koskinen, J., Keskinen, K. I., & Majander, J. (2002). Simulation of the population balances for liquid-liquid systems in a no ideal stirred tank: Part 2- parameter fitting and the use of multiblockmodel for dense dispersions. *Chem. Eng. Sci.*, 57, 1815-1825.

[25] Kentish, S. E., Stevens, G. W., & Pratt, H. R. C. (1998). Estimation of coalescence and breakage rate constants within a Kühni column. *Ind. Eng. Chem. Res.*, 37, 1099-1106.

[26] Steiner, L., Bamelli, M., & Hartland, S. (1999). Simulation of hydrodynamic performance of stirred extraction column. *AIChE J.*, 45, 257-267.

[27] Casamatta, G., & Vogelpohl, A. (1985). Modelling of fluid dynamics and mass transfer in extraction columns. *Ger. Chem. Eng.*, 8, 96-103.

[28] Al Khani, S. D., Gourdon, C., & Casamatta, G. (1989). Dynamic and steady-state simulation of hydrodynamics and mass transfer in liquid-liquid extraction column. *Chem. Eng. Sci.*, 44, 1295-1305.

[29] Cabassud, M., Gourdon, C., & Casamatta, G. (1990). Single drop break-up in a Kühni column. *Chem.Engng. J.*, 44, 27-41.

[30] Mohanty, S. (2000). Modeling of liquid-liquid extraction column: A review. *Rev. Chem. Eng.*, 16, 199-248.

[31] Cauwenberg, V., Degreve, J., & Slater, M. J. (1997). The interaction of solute transfer, contaminants and drop break-up in rotating disc contactors: Part I. Correlation of drop breakage probabilities. *Can. J. Chem. Eng.*, 75, 1046-1055.

[32] Colella, D., Vinci, D., Bagatin, R., & Masi, M. (1999). A study on coalescence and breakage mechanisms in three different bubble columns. *Chem. Eng. Sci.*, 54, 4767-4777.

[33] Modes, G., (2000): Grundsatzliche Studie zur Populationsdynamik einer Extraktionskolonne auf Basis von Einzeltropfenuntersuchungen, Dissertation, Shaker Verlag.

[34) Biggs, C. A., & Lant, P. A. (2002). Modelling activated sludge flocculation using population balances. *Powder Tech.*, 14, 201-211.

[35] Bart, H.-J. (2003). Reactive extraction in stirred columns: A review. *Chem. Eng. Tech.*, 26, 723-731.

[36] Desnoyer, C., Masbernat, O., & Gourdon, C. (2003). Experimental study of drop size distribution at high phase ratio in liquid-liquid dispersions. *Chem. Eng. Sci.*, 58, 1353-1363.

[37] Mignard, D., Amin, L., & Ni, X.-D. (2003). Population balance modelling of droplets in an oscillatory baffled reactor- using direct measurements of breakage rates constants. *J. Chem. Technol. Biotechnol.*,78, 364-369.

[38] Schmidt, S., Simon, M., & Bart, H-J. (2003). Tropfenpopulationsmodellierung-Einfluss von Stoffsystem und technischen Geometrien. *Chemie Ingenieur Technik*, 75, 62-67.

[39] Gelbard, F. , & Seinfeld, J. H. (1978). Numerical solution of the dynamic equation for particulate systems. *J. Comput. Phys.*, 28, 357-375.

[40] Gelbard, F., Tambour, Y., & Seinfeld, J. H. (1980). Sectional representation of simulating aerosol dynamics. *J. Colloid & Interface Sci.*, 76, 541-556.

[41] Sastry, K. V. S. , & Gaschignard, P. (1981). Discretization procedure for the coalescence equation of particulate process. *Ind. Eng. Chem. Fundam.*, 20, 355-361.

[42] Guimaraes, M. M., Cruz-Pinto, J. J. C., Regueiras, P. F. R., & Madureira, C. M. N. (1992). The simulation of interacting liquid-liquid dispersions- A new algorithm and its potentiality. Sekine T.(Ed.), *Solvent extraction 1990*, Part B, p. 1241-1246, Elsevier, Amsterdam .

[43] Hounslow, M. J. (1990). A discretized population balance for continuous systems at a steady state. *AIChE J.*, 36, 106-116.

[44] Kronberger, T., Ortner, A., Zulehner, W., & Bart, H.-J. (1994) Numerical determination of drop size distribution in extraction columns. Fasano A. (Ed.), *7th European Conference on Mathematics in Industry,* p. 247-254, B. G. Teubner Stuttgart.

[45] Hill, P. J. , & Ng, K. M. (1995). New discretization procedure for the breakage equation. *AIChE J.*, 41, 1204-1216.

[46] Kronberger, T., (1995): Numerische Simulation von Tropfenpopulationen in Extraktionskolonnen, Dissertation, Johannes Kepler Universitat Linz, Linz 1995.

[47] Ribeiro, L. M., Regueiras, P. F. R., Guimaraes, M. M. L., Madureira, C. M. C., & Cruz-Pintu, J. J. C.(1995). The dynamic behavior of liquid-liquid agitated dispersions-I. The hydrodynamics. *Comput.Chem. Eng.*, 19, 333-343.

[48] Zimmermann, A., Joulia, X., Gourdon, C., & Gorak, A. (1995). Maxwell-Stefan approach in extractor design. *Chem. Eng. J.*, 57, 229-236.

[49] Hill, P. J., & Ng, K. M. (1996). New discretization procedure for the agglomeration equation. *AIChE J.*, 42, 727-741.

[50] Kumar, S., & Ramkrishna, D. (1996a). On the solution of population balance equations by discretization-I. A fixed-pivot technique. *Chem. Eng. Sci.*, 51, 1311-1332.

[51] Kumar, S., & Ramkrishna, D. (1996b). On the solution of population balance equations by discretization-II. A moving pivot technique. *Chem. Eng. Sci.*, 51, 1333-1342.

[52] van Peborgh Gooch, J. R. , & Hounslow, M. J. (1996). Monte Carlo simulation of size-enlargement mechanics in crystallization. *AIChE J.*, 42, 1864-1874.

[53] Zamponi, G., Stichlmair, J., Gerstlauer, A., & Gilles, E.-D. (1996). Simulation of the transient behaviour of a stirred liquid/liquid extraction column. *Comput. Chem. Eng.*, 20, S963-S968.

[54] Kumar, S., & Ramkrishna, D. (1997). On the solution of population balance equations by discretization-III. Nucleation, growth and aggregation of particles. *Chem. Eng. Sci.*, 52, 4659-4679.

[55] Hill, P. J. , & Ng, K. M. (1997). Simulation of solids processes accounting for particle -size distribution.*AIChE J.*, 43, 715-726.

[56] Liou, J.-J., Srienc, F., & Fredrickson, A. G. (1997). Solutions of population balance models based on a successive generations approach. *Chem. Eng. Sci.*, 52, 1529-1540.

[57] Ribeiro, L. M., Regueiras, P. F. R., Guimaraes, M. M. L., Madureira, C. M. N., & Cruz-Pinto, J. J. C. (1997). The dynamic behavior of liquid-liquid agitated dispersions II. Coupled hydrodynamics and mass transfer. *Comput. Chem. Eng.*, 21, 543-558.

[58] Song, M., Steif, A., & Weinspach, P.-M. (1997). A very effective method to solve the population balance equation with particle size growth. *Comput. Chem. Eng.*, 52, 3493-3498.

[59] Nicmanis, M., & Hounslow, M. J. (1998). Finite-element methods for steady-state population balance equations. *AIChE J.*, 44, 2258-2272.

[60] Toutain, J., « Approche Maxwell-Stefan couplée à un modèle de population de gouttes pour la simulation dynamique d'une colonne pulsée d'extraction liquide-liquide», Thèse de Docteur ès Sciences, INP Toulouse, (1998).

[61] Vanni, M. (1999). Discretization procedure for the breakage equation. *AIChE J.*, 45, 916-919.

[62] Bennett, M. K. , & Rohani, S. (2001). Solution of population balance equations with a new combined Lax-Wendroff/ Crank-Nicholson method. *Chem. Eng. Sci.*, 56, 6623-6633.

[63] Liu, Y., & Cameron, T. (2001). A new wavelet-based method for the solution of the population balance equation. *Chem. Eng. Sci.*, 56, 5283-5294.

[64] Vanni, M. (2000). Approximate population balances equations for aggregation-breakage processes. *J.Coll. Int. Sci.*, 221, 143-160.

[65] Lee, G., Yoon, E. S., Lim, Y. I., Le Lann, J. M., Meyer, X. M., & Joulia, X. (2001). Adaptive mesh method for the simulation of crystallization processes including agglomeration and breakage: the potassium sulfate system. *Ind. Eng. Chem. Res.*, 40, 6228-6235.

[66] Wulkow, M., Gerstlauer, A., & Nieken, U. (2001). Modeling and simulation of crystallization process using parsival. *Chem. Eng. Sci.*, 56, 2575-2588.

[67] Diemer, R. B. , & Olson, J. H. (2002a). A moment methodology for coagulation and breakage problems: Part 1- analytical solution of the steady-state population balance. *Chem. Eng. Sci.*, 57, 2193-2209.

[68] Diemer, R. B., & Olson, J. H. (2002b). A moment methodology for the coagulation and breakage problems: Part 2-moment models and distribution reconstruction. *Chem. Eng. Sci.*, **57**, 2211-2228.

[69] Lim, Y. I., Le Lann, J. M., Meyer, X. M., Joulia, X., Lee, G., & Yoon, E. S. (2002). On the solution of population balance equations (PBE) with accurate front tracking methods in practical crystallization processes. *Chem. Eng. Sci.*, **57**, 3715-3732.

[70] Mahoney, A. W., & Ramkrishna, D. (2002). Efficient solution of population balances equations with discontinuities by finite elements. *Chem. Eng. Sci.*, **57**, 1107-1119.

[71] Motz, S., Mitrovic, A., & Gilles, E.-D. (2002). Comparison of numerical methods for the simulation of dispersed phase systems. *Chem. Eng. Sci.*, **57**, 4329-4344.

[72] Verkoeijen, D., Pauw, G. A., Meesters, G. M. H., & Scarlett, B. (2002). Population balances for particulate processes- a volume approach. *Chem. Eng. Sci.*, **57**, 2287-2303.

[73] Attarakih, M. M., Bart, H. J., & Faqir, N. M. (2003a). Optimal moving and fixed grids for the solution of discretized population balances in batch and continuous systems: droplet breakage. *Chem. Eng. Sci.*, **58**, 1251-1269.

[74] Attarakih, M. M., Bart, H.-J., & Faqir, N. M. (2003b). Solution of the population balance equation for liquid-liquid extraction columns using a generalized fixed-pivot and central difference schemes.

[75] Kraslawski, A. & Turunen, I. (Ed.), *European symposium on computer aided process engineering-13*, Computer-aided chemical engineering 14 (pp. 557-562). Elsevier, Amsterdam.

[76] Campos, F. B., & Lage, P. L. C. (2003). A numerical method for solving the transient multidimensional population balance equation using Euler-Lagrange formulation. *Chem. Eng. Sci.*, **58**, 2725-2744.

[77] Goodson, M., & Kraft, M., (2003): Stochastic simulation of coalescence and breakage processes: a practical study. Preprint No. 9, pp. 1-30. Cambridge center for computational chemical engineering, Cambridge.

[78] Ribeiro, L. M., Regueiras, P. F. R., Guimaraes, M. M. L., Madureira, C. M. C., & Cruz-Pintu, J. J. C. (1995). The dynamic behavior of liquid-liquid agitated dispersions-I. The hydrodynamics. *Comput.Chem. Eng.*, 19, 333-343.

[79] Gerstlauer, A., (1999): Herleitung und Reduktion populationsdynamischer Modelle am Beispiel der Fluessig-Fluessig-Extraktion. Fortschritt-Berichte VDI Reihe, 3, 612.

[80] Randolph, A. D. , & Larson, M. A. (1988). *Theory of particulate process*. 2nd Ed. San Diego: Academic Press.

[81] Ramkrishna, D. (2000). *Population balances: Theory and applications to particulate systems in engineering*. San Diego: Academic Press.

[82] Ramkrishna, D. (1985). The status of population balances. *Rev. Chem. Eng.*, 5, 49-95.

[83] Kostoglou, M. , & Karabelas, A. J. (1994). Evaluation of zero order methods for simulating particle coagulation. *J. Colloid Interface Sci.*, 163, 420-431.

CHAPITRE II

MODELISATION DES COLONNES D'EXTRACTION LIQUIDE-LIQUIDE

2.1. Introduction

Le fonctionnement des contacteurs diphasiques est caractérisé par deux aspects fondamentaux : l'hydrodynamique et le transfert de matière. Par conséquent une modélisation fiable doit essayer d'incorporer ces deux aspects dans le modèle. Cependant, seul l'hydrodynamique a fait l'objet de ce travail, du fait qu'elle est déjà assez complexe, surtout quand les processus de transport, de rupture et de coalescence, sont considérés.

Généralement, dans le cas des opérations liquide-liquide à contre-courant, la modélisation de l'hydrodynamique part initialement d'une vision très simplifiée, selon laquelle la phase dispersée est considérée comme une pseudo-phase continue [84]. Puis, l'introduction d'un coefficient de dispersion axiale a apporté une amélioration dans la description des écoulements et du transfert de matière, même si celui-ci s'est avéré finalement plus approprié à la phase continue qu'à la phase dispersée [85]. Une extension importante de ces modèles fut de considérer la phase dispersée comme une population polydispersée de gouttes, afin de prendre en compte les paramètres qui peuvent sérieusement affecter les performances d'un contacteur [86]. Mais ce type de modèle a fourni des résultats intéressants uniquement pour des profils de rétention plus ou moins constants, ce qui n'est pas toujours garanti pour les régimes de fonctionnement des colonnes industrielles.

Comme discuté dans le chapitre précédent, l'apparition des bilans de population qui tiennent compte explicitement des phénomènes fondamentaux de rupture et de coalescence des gouttes, a constitué un véritable progrès dans la description du fonctionnement des contacteurs diphasiques. Une contribution remarquable a été rapportée dans [87] où un modèle a été développé, permettant de simuler le fonctionnement des colonnes d'extraction liquide-liquide pour des conditions opératoires pouvant aller jusqu'à l'engorgement. Cette approche est encore reprise dans ce travail dans le développement du modèle et où à priori des constantes nécessaires, sont déterminées pour le processus de coalescence.

2.2. Modélisation d'un contacteur diphasique

2.2.1. Généralités

Le fonctionnement d'une colonne d'extraction liquide-liquide mécaniquement agitée est principalement caractérisé par l'hydrodynamique et le transfert de matière. La Figure 2.1 montre une représentation schématique d'une telle colonne d'extraction. Globalement, celle-ci peut être divisée en trois parties bien distinctes : la partie active où les phases sont mises en contact, et les deux zones de décantation, en haut et en bas de la colonne, où les phases se séparent. Le niveau de l'interface au niveau du décanteur supérieur est maintenu constant par ajustement du débit de soutirage Q^s.

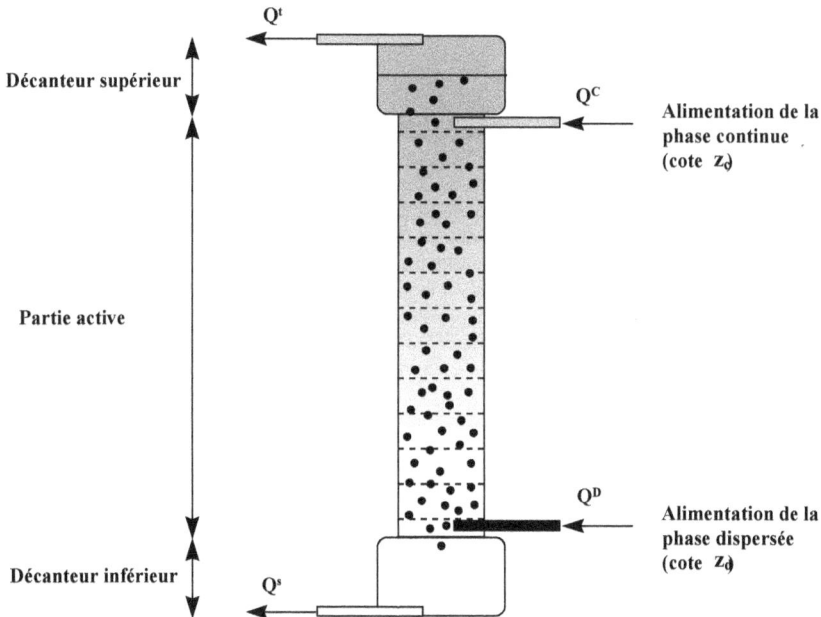

Figure 2.1. Schéma général d'une colonne d'extraction liquide-liquide à contre-courant

Généralement, dans les colonnes pilotes de laboratoire ou industrielles, c'est la phase légère qui est dispersée. Ceci a été maintenu dans la modélisation effectuée dans ce travail où l'origine des côtes est placée au pied de la colonne et l'axe correspondant est orienté vers le haut. Ainsi, il est admis que le courant de la phase légère en tête ne contient aucune trace de la phase lourde, contrairement au soutirage en pied de colonne qui peut contenir une fraction entraînée de la phase légère. Dans le cas où la phase lourde est la phase dispersée, la méthodologie à suivre reste identique, seulement il suffit juste de fixer l'origine des cotes z en tête de colonne et d'orienter l'axe vers le bas. On admet, dans ce cas, que le courant de la phase légère en tête peut contenir une fraction entraînée de la phase lourde, alors que le soutirage en pied ne contient aucune trace de la phase légère.

2.2.2. Développement du modèle continu

Le caractère poly dispersé de l'une des phases est représenté par une loi de distribution de volume, notée $P(z,d,t)$. L'intégration de cette distribution sur l'ensemble des tailles présentes conduit à la fraction de volume de colonne occupée par la phase dispersée à une cote z dans la colonne au temps t, c'est-à-dire la rétention $\phi(z,t)$, d'où :

$$\phi(z,t) = \int_0^{d_{max}} P(z,d,t)\,\delta d \tag{2.1}$$

d_{max} représentant le diamètre maximal de goutte, observé dans la colonne.

Le développement du modèle est basé sur les équations qui résultent d'un bilan volumique autour d'un volume élémentaire dans le corps de la colonne et qui font intervenir quatre contributions : les entrées, les sorties, le terme de production et enfin le terme d'accumulation.

2.2.2a. Bilan sur la phase dispersée

Le bilan fait intervenir différents termes, comme montré par la figure 2.2 suivante :

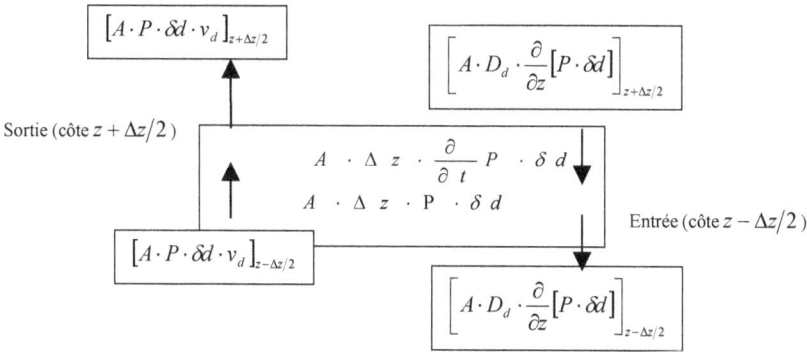

Figure 2.2. Bilan sur un volume de référence $A.\Delta z$ pour la phase dispersée

Il est supposé dans ce qui suit une phase dispersée ascendante (phase légère). Ainsi, pour des gouttes de tailles $d\pm\delta d/2$, pour un volume défini entre $z+\Delta z$ /2 et $z-\Delta z$ /2 les différents termes intervenant dans le bilan sont comme suit:

- Entrée (E):

$$\left[A\cdot P\cdot\delta d\cdot v_d\right]_{z-\Delta z/2}-\left[A\cdot D_d\cdot\frac{\partial}{\partial z}[P\cdot\delta d]\right]_{z-\Delta z/2}$$

- Sortie (S):

$$\left[A\cdot P\cdot\delta d\cdot v_d\right]_{z+\Delta z/2}-\left[A\cdot D_d\cdot\frac{\partial}{\partial z}[P\cdot\delta d]\right]_{z+\Delta z/2}$$

- <u>Production (G)</u>:

$A\cdot\Delta z\cdot P_v\cdot\delta d$

- <u>Accumulation (A)</u>:

$$A\cdot\Delta z\cdot\left[\frac{\partial}{\partial t}[P\cdot\delta d]\right]$$

en écrivant que, E - S + G = A, et par passage à la limite, $\Delta z \to 0$, le bilan volumique sur la phase dispersée pour des gouttes de tailles $d\pm\delta d/2$ conduit donc à l'équation suivante :

$$\frac{\partial}{\partial t}P(t,z,d)+\frac{\partial}{\partial z}\big(v_d(t,z,d,\phi)\big)P(t,z,d)=\frac{\partial}{\partial z}\left(D_{ax}\frac{\partial}{\partial z}P(t,z,d)\right)$$

$$+\frac{Q_d}{A}p_{in}(d)\delta(z-h_d)+P_V(t,z,d) \qquad (2.2)$$

Les termes transitoire et convectif compensent le terme de rétromélange (Back mixing) caractérisé par le coefficient de dispersion D_{az}. L'alimentation en phase dispersée étant alors une source ponctuelle décrite par la fonction delta (δ) de Dirac. Les processus de rupture et de coalescence des gouttes sont pris en considération dans le terme P_V, qui est donné par :

$$P_V(t,z,d)=\int_d^{d\max}\beta(do,d)\,g(t,z,do)\,P(t,z,do)\partial do-g(t,z,d)\,P(t,z,d)+$$

$$\frac{V(d)}{2}\int_0^{d/\sqrt[3]{2}}\omega(d_1,d_2)\frac{P(t,z,d_1)}{V(d_1)}\frac{P(t,z,d_2)}{V(d_2)}\left(\frac{d}{d_2}\right)^2\partial d_1-P(t,z,d)\int_0^{\sqrt[3]{d_{\max}^3-d^3}}\omega(d_1,d_2)\frac{P(t,z,d_1)}{V(d_1)}\partial d_1$$

$$(2.3)$$

La première intégrale explique le gain et la perte dus à la rupture de gouttelette mère d_0 selon la distribution de gouttelettes filles β. La deuxième intégrale traduit la même chose en incluant le paramètre de taux de coalescence ω.

2.2.2b. Bilan sur la phase continue

Pour cette phase, les différents termes qui interviennent dans le bilan sont montrés sur la figure 2.3 suivante :

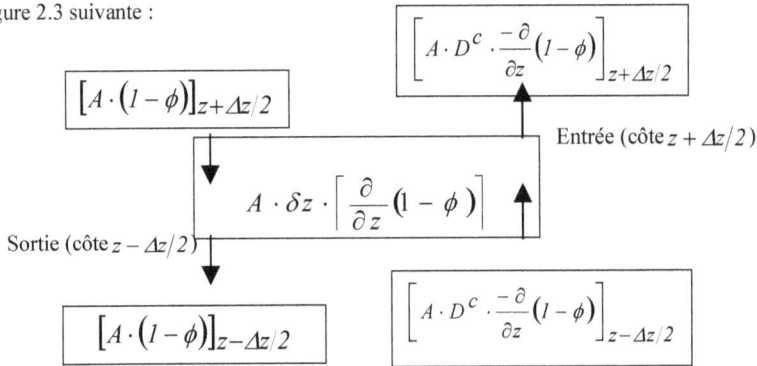

Figure 2.3. Bilan sur un volume de référence A.Δz pour la phase continue

Pour ce système, le sens de l'écoulement est opposé à celui de la phase dispersée, et il est nécessaire de tenir compte de ce facteur pour les termes dispersifs. Ainsi, pour un volume défini entre $z+\Delta z/2$ et $z-\Delta z/2$, l'établissement du bilan conduit aux termes suivants :

- Entrée :

$$\left[A \cdot (1-\phi) \cdot v_c \right]_{z+\Delta z/2} - \left[A \cdot D_c \cdot \frac{-\partial}{\partial z} \left[(1-\phi) \right] \right]_{z+\Delta z/2}$$

- Sortie :

$$\left[A \cdot (1-\phi) \cdot v_c \right]_{z-\Delta z/2} - \left[A \cdot D_c \cdot \frac{-\partial}{\partial z} \left[(1-\phi) \right] \right]_{z-\Delta z/2}$$

- Accumulation :

$$A \cdot \Delta z \cdot \left[\frac{\partial}{\partial t} \left[(1-\phi) \right] \right]$$

Comme précédemment, par passage à la limite, $\Delta z \rightarrow 0$, le bilan volumique sur la phase continue conduit à l'équation différentielle suivante :

$$\frac{\partial}{\partial t} \left[(1-\phi(t,z)) \right] + \frac{\partial}{\partial z} \left[(1-\phi(t,z)) \cdot v_c(t,z) \right] = \frac{\partial}{\partial z} \left[D_c(z) \cdot \frac{\partial}{\partial z} \left[(1-\phi(t,z)) \right] \right]$$

$$+ \frac{Q_c}{A} \delta(z-z_c) \tag{2.4}$$

Les conditions limites que les équations différentielles 2.2 et 2.4 doivent vérifier, ainsi que les hypothèses sur la continuité des grandeurs intervenant dans le bilan sont présentées dans la section suivante.

2.2.2c. Les conditions aux limites et initiales

Les équations différentielles établies ci-dessus permettent une description physique du contacteur. A ces équations différentielles sont associées des conditions aux limites qui sont définies pour quatre zones particulières de la colonne : les deux étages d'alimentations (pour la phase continue et la phase dispersée), l'étage de pied et l'étage de tête et qui sont exprimées comme suit :

- Pour la phase dispersée :

$$\frac{\partial}{\partial t}P + \frac{\partial}{\partial z}(v_d P) = \frac{\partial}{\partial z}\left(D_d \frac{\partial}{\partial z}P \right) + S \tag{2.5}$$

Avec le terme source $S = S_F + S_B + S_C$

Pour tout $t > 0$ et $d \in [0, d_{\max}]$

- Condition en pied de la colonne (cote 0):

$$z = 0 \qquad v_d^+ P - D_d \frac{\partial P}{\partial z} = 0 \text{ avec } v_d^+ = \max(v_d, 0) \tag{2.6a}$$

- Condition en tête de la colonne (cote H) :

$$z = H \qquad D_d \frac{\partial P}{\partial z} = 0 \tag{2.6b}$$

- La condition initiale:

$$\text{A } t = 0 \qquad P(0, z, d) = P^0(z, d) \text{ pour } z \in [0, H], d \in [0, d_{\max}] \tag{2.6c}$$

Dans ce cas nous considérons au départ que la colonne ne contient que la phase continue d'où $P^0(z, d) = 0$

- Condition à l'alimentation de la phase dispersée :

$$S_F(z, d) = \frac{Q_d}{A} P_F(d)\delta(z - z_d) \quad \text{avec} \quad \int_0^{d_{\max}} P_F(d)\delta d = 1 \tag{2.6d}$$

- Pour la phase continue :

Posons : $\phi(t, z) + \theta(t, z) = 1$

$$\frac{\partial}{\partial t}\theta + \frac{\partial}{\partial z}(v_c \theta) = \frac{\partial}{\partial z}\left(D_c(z) \cdot \frac{\partial}{\partial z}\theta \right) + \frac{Q_c}{A}\delta(z - z_c) \tag{2.7}$$

Les conditions initiale et aux limites sont comme suit :

$$t = 0 \qquad \theta(0, z) = \theta^0(z) \qquad \text{pour } z \in [0, H] \tag{2.8a}$$

$$z = H \qquad v_c \theta - D_c \frac{\partial \theta}{\partial z} = 0 \qquad \text{pour } t > 0 \tag{2.8b}$$

$$z = 0 \qquad D_c \frac{\partial \theta}{\partial z} = 0 \qquad \text{pour } t>0 \tag{2.8c}$$

Dans l'équation (2.5) :

$$\phi(t,z) = \int_0^{d_{max}} P(t,z,d)\delta d \tag{2.9a}$$

$$v_d(t,z,d,\phi) = v_r(1-\phi) - \frac{v_{c,\text{sup}}}{1-\phi(t,z)} \tag{2.9b}$$

avec $v_{c,\text{sup}} = \dfrac{Q_c}{A}$

De plus à la formulation initialement adoptée dans [87], ces équations sont écrites en terme de bilan volumique, complété par un terme d'alimentation en solvant qui est représenté comme une source ponctuelle décrite par la fonction delta (δ) de Dirac. L'alimentation de la phase dispersée se fait avec une distribution en taille qui simule l'existence d'un distributeur.

Chacune de ces équations comprend une contribution dispersive, représentant le mélange axial et une contribution convective. Pour la phase dispersée, cela permet ainsi de tenir compte explicitement d'une part, du mélange en avant dû à la différence des vitesses de déplacement des gouttes de différentes tailles et d'autre part, du mélange en retour lié à l'agitation du milieu.

Les phénomènes de rupture et de coalescence des gouttes sont pris en compte dans le terme P_V appelé terme de génération ou de production d'aire d'échange.

L'établissement des équations du modèle mathématique détaillé nécessite une discrétisation spatiale du contacteur diphasique, par rapport aux diamètres des gouttes et la cote z.

Dans le cadre de cette étude, la méthode des éléments finis au sens de Galerkin pour la discrétisation par rapport aux diamètres des gouttes et celle des volumes finis suivant la cote z, ont été adoptées.

Nous ne traiterons dans cette étude que le cas de contacteurs où une phase dispersée sous forme de gouttes circule à contre courant de la phase continue, surtout pour l'aspect hydrodynamique qui ne concerne que la première (dispersée).

Il faut noter que le modèle présenté se situe dans la continuité de travaux initiés il y a une vingtaine d'années dans les équipes d'Extraction par Solvant [87, 88] et la contribution remarquable rapportée dans [46]. L'accent a été mis sur l'établissement d'un système d'équations intégro-différentiel qui tiennent compte des phénomènes fondamentaux propres au fonctionnement des colonnes d'extraction liquide-liquide.

Cependant, sur le plan de l'hydrodynamique, le caractère polydispersé de la phase dispersée est pleinement représenté. L'introduction d'un coefficient de dispersion axiale permet en outre d'étendre le champ d'application à des colonnes dont les écoulements sont caractérisés par de forts débits de retour. Les mécanismes fondamentaux de rupture et de coalescence, sont groupés dans un terme de production d'aire d'échange et sont explicitement pris en compte.

2.2.3. Modélisation de l'hydrodynamique

Pour la simulation des colonnes d'extraction liquide-liquide, la modélisation de l'hydrodynamique est essentielle. Différentes lois, plus ou moins empiriques, qui permettent de décrire le comportement de chacune des phases, sont présentées. Pour la phase continue, la représentation repose sur l'évaluation du coefficient de dispersion axiale. Par contre, les phénomènes relatifs à la phase dispersée sont à la fois plus nombreux et plus complexes.

La prédiction de la distribution des tailles des gouttes est un élément clé, qui détermine entièrement la rétention (hold-up), le temps de séjour moyen ainsi que le comportement à l'engorgement. De plus, elle est intimement liée à la description du transfert de matière entre les phases puisqu'elle conditionne l'aire interfaciale et joue donc un rôle prépondérant sur la cinétique de transfert. Inversement, le sens et l'intensité du transfert peuvent affecter considérablement le comportement de la population de gouttes, ce qui peut se traduire par une diminution non négligeable de l'efficacité globale de la colonne.

2.2.3a. Les paramètres hydrodynamiques

- Vitesse des gouttes : Comme mentionné auparavant, l'établissement de notre modèle fait intervenir une relation cinématique entre les vitesses absolues de chaque phase où apparaît un terme représentant une vitesse de glissement. Celui-ci est généralement dérivé de la vitesse limite d'ascension d'une goutte unique dans un milieu infini stagnant. Cette vitesse est fonction de la taille des gouttes et des propriétés physico-chimiques du système. Mais, dans une colonne agitée munie d'un garnissage, la trajectoire d'une goutte n'est pas rectiligne et peut être affectée par diverses conditions extérieures (turbulence, recirculation, interactions avec les parois, obstacles ou autres gouttes, etc.).

La vitesse effective résulte alors d'un modèle de vitesse de goutte unique en milieu stagnant U_t que l'on corrige pour tenir compte de la présence de l'ensemble de la phase dispersée, de l'agitation et de la géométrie de la colonne. La figure 2.4 montre l'évolution de la vitesse d'une goutte unique en milieu stagnant en fonction de son diamètre.

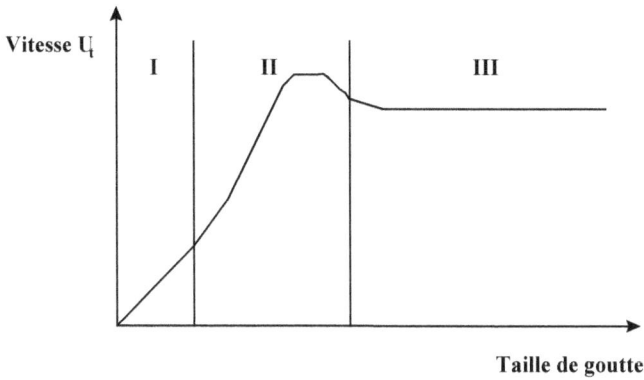

Figure 2.4. Vitesse d'une goutte unique

Trois différents régimes peuvent être constatés dont les limites ne sont pas toujours clairement définies. Formellement, la vitesse terminale de déplacement est donnée par l'expression suivante :

$$U_t = \left(\frac{4}{3} \cdot g \cdot \frac{\Delta\rho}{\rho_C} \cdot d \right)^{\frac{1}{2}} \cdot c_w^{-\frac{1}{2}} \tag{2.10}$$

Cette relation résulte d'un bilan des forces s'exerçant sur la goutte : équilibre entre force de pesanteur et force de traînée. L'application de ce type de relation requiert la connaissance du coefficient de traînée c_w qui est fonction du nombre de Reynolds, ramené à la goutte comme montré par la figure 2.5 suivante :

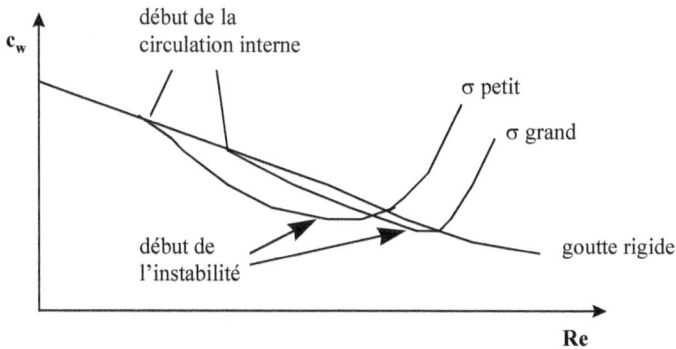

Figure 2.5. Coefficient de traînée d'une goutte unique

Pour le premier régime, les gouttes sont assimilées à des particules solides sphériques. Cette situation correspond à de faibles nombres de Reynolds (écoulements rampants). Pour des valeurs supérieures, un mouvement de surface et une recirculation interne commencent à se développer, dues aux contraintes visqueuses (régime II). La résistance à l'ascension tend donc à diminuer puisque la goutte, tout en restant sphérique, roule quasiment dans la phase qui l'entoure. C'est au régime III que le comportement de la goutte s'écarte brusquement du modèle de la goutte sphérique. Cette différence intervient d'autant plus tôt que la tension interfaciale est faible. A cet instant, la goutte perd sa stabilité de forme et commence à s'aplatir puis finalement à osciller, du fait que la tension interfaciale ne compense plus les forces extérieures auxquelles elle est soumise. La vitesse d'ascension diminue à cause de la perte de forme et finit par atteindre une valeur constante, même pour des diamètres croissant jusqu'à ce que la goutte casse.

La détermination du coefficient de traînée c_w pour les gouttes rigides n'est pas difficile, comparativement au cas des gouttes avec circulation interne. Dans ce travail, le calcul de la vitesse terminale est basé sur une des corrélations rapportées dans [90], selon la valeur du nombre adimensionnel de Morton joue un rôle prépondérant, comme montré en annexe I.

Comme mentionné auparavant, les différents effets qui perturbent la montée d'une goutte isolée, sont surtout provoqués par la présence dans la colonne, du garnissage, des parois, des autres gouttes ou encore d'un système d'agitation.

Pour les colonnes pulsées à plateaux perforés, il a été démontré expérimentalement dans [91] que les effets de la pulsation pouvaient diminuer la vitesse d'une goutte unique d'environ 10%, pour les grands diamètres. Pour ce type de technologie, une autre source de ralentissement est la présence des plateaux perforés qui représentent un obstacle au passage des gouttes. Ce ralentissement est notamment lié à l'intensité d'agitation et au rapport du diamètre des gouttes par rapport à celui des perforations. Dans [90], il a été montré que la diminution engendrée peut atteindre 20% de la valeur de la vitesse, sans garnissage.

Pour les colonnes à disques et couronnes, on observe également de tels phénomènes, mais avec une plus grande ampleur, comme rapporté dans l'étude complète de [91]. Cet auteur a montré que la diminution est, dans ce type de géométrie, beaucoup plus accentuée puisqu'il n'est pas rare d'observer des diminutions de l'ordre de 40% à 50% par rapport à la vitesse sans garnissage. Ce dernier empêcherait la goutte d'avoir une trajectoire rectiligne (Fig. 2.6). Globalement, le ralentissement augmente avec la taille de la goutte et diminue avec l'intensité d'agitation.

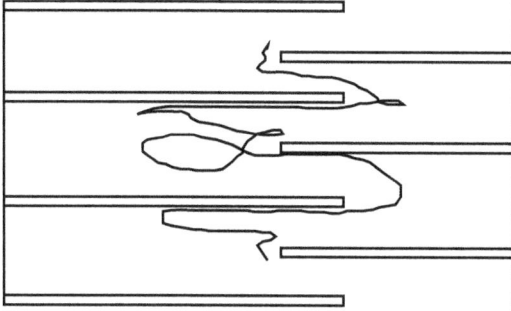

Figure 2.6. Exemple de trajectoire simulée [91]

Dans le cadre de notre modèle, tous ces effets sont groupés dans un coefficient de ralentissement k_V qui permet d'intégrer de façon simple l'ensemble de ces phénomènes. Il en résulte une expression de la vitesse d'une goutte unique dans une colonne :

$$v_r^* = k_V \cdot v_t \tag{2.11}$$

Pour prendre en considération l'influence de la présence d'autres gouttes, il existe des corrélations dont une liste est donnée dans [88]. Dans le cadre de notre étude, nous avons adopté l'expression rapportée dans [92] qui s'est avérée tout à fait satisfaisante pour de nombreux fonctionnements dans diverses colonnes et qui est exprimée comme suit:

$$v_r = v_0 (1 - \phi) \tag{2.12}$$

où v_0 est une vitesse caractéristique qui dépend des conditions opératoires, des propriétés physico-chimiques du système et des obstacles dans la colonne. Nous avons identifié cette vitesse à la vitesse d'ascension v_r^* définie dans l'équation 2.11, pour retenir l'expression suivante :

$$v_r = k_V v_T (1 - \phi) \tag{2.13}$$

le terme $(1 - \phi)$ revient à diminuer l'effet de la poussée d'Archimède qui s'exerce sur la goutte.

Le calcul de $k_v(d)$ dépend aussi du type de colonnes comme suit :

- Pour la colonne RDC, une corrélation tirée de la littérature et rapportée dans [93], est proposée et exprimée comme suit :

$$k_v(d) = 1 - 1.037 \left(N^3 D_R^5\right)^{0.12} - 0.62 \left(\frac{d}{D_S - D_R}\right)^{0.44}$$ (2.14)

avec N *la* vitesse du rotor, D_S et D_R sont les diamètres du stator et du rotor, respectivement.

- Pour la colonne Kühni, ce terme est [94] :

$$k_v = 1 - (1-e) \left(\frac{7.18.10^{-5} \, Re_R / e}{1 + 7.18.10^{-5} \, Re_R / e}\right)$$ (2.15)

- Le coefficient de dispersion axiale : La notion de dispersion axiale prend en considération le fait qu'un écoulement réel s'écarte de l'écoulement piston (idéal). Ce phénomène est essentiellement dû à l'agitation mécanique du contacteur. Le coefficient de dispersion axiale permet de décrire le rétromélange et pour la phase continue, il est exprimé comme suit :

$$\frac{D_{ax,c}}{v_c H} = 0.42 + 0.29 \cdot \left(\frac{v_d}{v_c}\right) + \left[c_1\left(\frac{N D_R}{v_c}\right) + \frac{13.38}{3.18 + \left(\frac{N D_R}{v_c}\right)}\right]\left(\frac{v_c D_R \rho_c}{\eta_c}\right)^{-0.08} \cdot \left(\frac{D_K}{D_R}\right)^{0.16}\left(\frac{D_K}{H_c}\right)^{0.1} e$$

(2.16)

L'importance du coefficient de dispersion axiale pour la phase dispersée est beaucoup plus limitée, voire quasiment nulle, puisque dans ce cas, c'est le mélange en avant, dû à la différence des vitesses d'ascension des gouttes de différentes tailles, qui joue un rôle prépondérant. Il est exprimé comme suit :

$$\frac{D_{ax,d}}{v_d H} = 0.7 + 0.02 \cdot \left(\frac{N D_R}{v_T}\right)$$ (2.17)

- Transport des gouttes : les vitesses des deux phases sont liées au modèle des deux couches qui sont exprimées comme suit [95]:

$$v_d(t,z,d,\phi) = v_r(t,z,d,\phi) + v_c(t,z,\phi)$$ (2.18)

avec v_c la vitesse de la phase continue, v_d *la* vitesse de la phase dispersée et v_r la vitesse relative d'une gouttes de diamètre d par rapport à la phase continue environnante.

Afin de calculer $v_d(t,z,d,\phi)$, il convient de trouver une expression pour la vitesse de la phase continue.

On décrit l'hydrodynamique de la colonne en utilisant le modèle Piston – diffusion [85].

Le débit de la phase continue à travers une section droite de la colonne s'exprime selon l'expression suivante:

$$Q_c(z) = A.v_c(z)(1 - \phi(z)) - A \cdot D_c(z)\frac{\partial}{\partial z}(1 - \phi(z)) \tag{2.19}$$

d'où :

$$v_c(z,d) = \frac{Q_c}{A(1 - \phi(z))} - D_c(z)\frac{1}{(1 - \phi(z))}\frac{\partial \phi(z)}{\partial z} \tag{2.20}$$

2.2.4. Les termes de production d'aire d'échange

Le terme de production P_V qui intervient dans l'équation du bilan volumique de la phase dispersée et qui est une fonction de la hauteur dans la colonne et de la discrétisation du spectre de taille de gouttes, représente les effets relatifs à la rupture et à la coalescence des gouttes. C'est un paramètre crucial, car de son estimation dépendent la production d'aire d'échange et le mélange en avant de la phase dispersée.

Comme mentionné auparavant, chaque nombre de gouttes dans une classe peut augmenter ou diminuer par rupture et coalescence. En pratique, ce terme de génération est dissocié en deux contributions, l'une reflétant les effets de la rupture et l'autre ceux de la coalescence, soit :

$$P_V = P_{RG} + P_{CG} \tag{2.21}$$

Chacun de ces deux termes résultent eux-mêmes de deux contributions : chaque classe de gouttes peut gagner de volume par rupture de gouttes de plus grandes tailles ou par coalescence des plus petites. Inversement, elle peut perdre de volume par rupture ou par coalescence avec n'importe quelle autre classe. Globalement, la rupture est entièrement décrite par un taux de rupture et par une distribution de gouttes-filles. Ces deux paramètres sont en général exprimés en fonction d'un nombre de Weber particulier qui dépend fortement de la tension interfaciale. La coalescence entre les gouttes est également décrite par un taux de coalescence qui résulte du produit d'une fréquence de collision et d'un facteur d'efficacité qui définit la probabilité de coalescence entre deux gouttes.

2.2.4a Discrétisation par rapport à la taille des gouttes

Une simulation impliquant des gouttes dont les tailles sont comprises entre d_{min} et d_{max} qui représentent les limites des gouttes observables dans la colonne, est généralement confrontée au problème de la manière de discrétisation de cet intervalle pour décrire au mieux la population de goutte. A cet effet, on peut choisir d'utiliser des suites arithmétiques, géométriques etc. Dans ce travail, l'approche arithmétique a été adoptée et généralement, elle donne de bons résultats.

A ce stade, la population de gouttes est entièrement définie et l'étude des mécanismes fondamentaux, peut être abordée.

2.2.4b Rupture des gouttes

La rupture d'une goutte se produit lorsque la tension interfaciale ne permet plus de compenser les forces extérieures auxquelles la goutte est soumise. Pour les colonnes à plateaux perforés, diverses études expérimentales montrent que la rupture se produit au voisinage des plateaux qui constituent un obstacle à l'écoulement [89, 96, 97].

De plus, elle diffère selon que la goutte arrive au plateau au point mort de la pulsation ou à vitesse de pulsation maximale. Deux mécanismes de rupture peuvent intervenir :

- les tourbillons générés par la pulsation peuvent casser les grosses gouttes avant qu'elles ne passent à travers le plateau ;
- la déformation due à leur passage au travers des perforations conduit à la rupture.

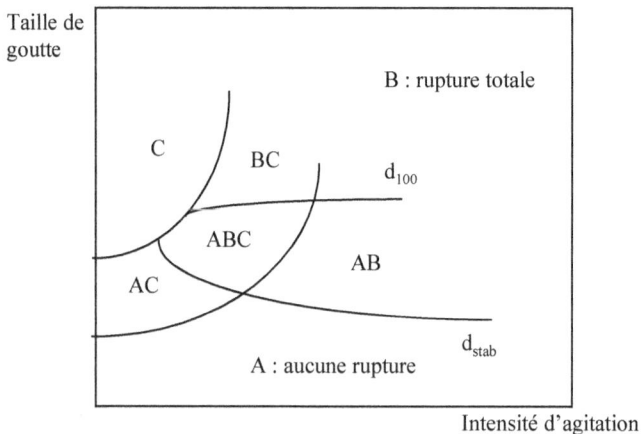

Figure 2.7. Comportement des gouttes au voisinage d'un plateau

Dans [89], une étude des phénomènes de rupture au voisinage des plateaux a été entreprise et a établi que le comportement des gouttes peut être entièrement décrit par un diagramme du type de celui montré sur la figure 2.7, où on y distingue trois domaines principaux :

- A : aucune rupture des gouttes (gouttes de petits diamètres) ;

- B : toutes les gouttes cassent (grands diamètres de gouttes par rapport au diamètre des perforations) ;

- C : les gouttes ne traversent pas le plateau (faible intensité d'agitation, grands diamètres de gouttes par rapport au diamètre des perforations, systèmes à haute tension interfaciale).

Dans les domaines intermédiaires, le comportement des gouttes ne peut être décrit que par une probabilité de rupture représentant le nombre de gouttes qui cassent sur le nombre initial de gouttes. Par ailleurs, ce diagramme fait apparaître deux lignes caractéristiques. La première, notée d_{100} définit le diamètre de goutte au-delà duquel toutes les gouttes cassent, alors que d_{stab} définit le diamètre en dessous duquel aucune rupture ne se produit.

Des mécanismes différents de rupture existent et dépendent fortement des géométries. Par exemple, dans la colonne Kühni les gouttes sont produites en passant à travers les trous des plateaux contrairement à la colonne RDC où le procédé de rupture se produit seulement près du disque du rotor. La probabilité de rupture des gouttes est supposée homogène en chaque compartiment de la colonne et donc une approche locale est employée, prouvant que le mécanisme entier de la probabilité de rupture peut être décrit avec un nombre de Weber modifié. Ainsi, le diamètre de Sauter pour le mécanisme de rupture, comme décrit ci-dessus, peut être corrélé avec un nombre de Weber modifié.

- Pour la colonne RDC la prédiction de la probabilité de rupture des gouttes P(d) et la fréquence g(z,d) sont calculées avec les corrélations rapportées dans [31,98] et recommandées par Modes [33] :

$$\frac{p(d)}{1-p(d)} = 1.2.10^{-6} We_m^{2.88} \tag{2.22}$$

L'idée est de corréler la probabilité de rupture avec un nombre de Weber modifié, qui représente le rapport de l'énergie fournie à celle extérieure d'une gouttelette. La fréquence de rupture dépend alors du temps de séjour des gouttes :

$$g(z,d) = \frac{p(d)v_d(z,d)}{H_C} \tag{2.23}$$

où le rapport $v_d(z,d)/Hc$ représente l'inverse du temps de séjour moyen d'une goutte de diamètre d dans un compartiment de la colonne, délimité par deux plateaux successifs. Cette expression revient à moyenner la rupture sur un volume de référence qui est le volume réel d'un compartiment de la colonne.

Avec :

$$We_m = \frac{\rho_c^{0.8} \mu_c^{0.2} dD_R^{1.6} \left(\varpi^{1.8} - \varpi_{crit}^{1.8} \right)}{\sigma}$$

(2.24)

Pour le système toluène/eau

$$\varpi_{crit} = 2\pi 1.148 \left(\frac{\rho_c D_R^3}{\sigma} \right)^{-0.5} \left(\frac{d}{D_R} \right)^{-0.667}$$

(2.25)

et pour le système n- acétate de butyle/eau:

$$\omega_{crit} = 2\pi 0,016 \frac{D_R^{-2/3} \mu_d d^{-4/3}}{(\rho_c \rho_d)^{1/2}} + \left[(0,008 \frac{D_R^{-2/3} \mu_d d^{-4/3}}{(\rho_c \rho_d)^{1/2}})^2 + 0.127 \frac{\sigma}{\rho_c D_R^{1/3} d^{5/3}} \right]^{0.5}$$

(2.26)

La distribution des tailles des gouttes filles est donnée par une fonction de distribution bêta, basée sur le diamètre de gouttelette mère d_0 :

$$\beta(d_0,d) = 3x_m(x_m - 1)\ (1 - \frac{d^3}{d_0^3}\ )^{(x_m-2)}\ \frac{d^5}{d_0^6}$$

(2.27)

avec x_m le nombre moyen des gouttes filles donné par :

$$x_m = 2 + 0.17\left(\left(\frac{d_0}{d_{crit}} \right) - 1 \right)^{1.83}$$

(2.28)

Le diamètre critique à partir duquel les gouttes commencent à se casser est :

$$d_{crit} = 1.23 D_R We_R^{-0.75}$$

(2.29)

- Pour la colonne Kühni, la probabilité de rupture des gouttes et la fréquence de rupture sont données par l'expression suivante :

$$\frac{p(d)}{1-p(d)} = 0.2148We_m^{0.7796}$$ (2.30)

La fréquence de rupture et le nombre de Weber modifié sont analogues aux équations 2.23 & 2.24 où :

$$\varpi_{crit} = 2\pi 0.65 \left(\frac{\rho_c D_R^3}{\sigma}\right)^{-0.5} \left(\frac{d}{D_R}\right)^{-0.72}$$ (2.31)

La distribution des tailles des gouttes filles est similaire à celle donnée par l'équation 2.27 mais avec :

$$x_m = 2 + 0.838 \left[\left(\frac{d_0}{d_{crit}}\right) - 1\right]^{1.309}$$ (2.32)

Le diamètre critique des gouttes est pour ce cas, donné par la relation suivante:

$$d_{crit} = 0.65 D_R We_R^{-0.72}$$ (2.33)

2.2.4c. Coalescence des gouttes

La coalescence entre les gouttes est un phénomène extrêmement complexe et sa modélisation complète reste non complètement maîtrisée. Pour sa description, nous nous sommes appuyés sur les travaux de [88] où il est proposé de décomposer le processus de coalescence en deux phases successives. Pour ce processus l'hydrodynamique, les propriétés physico-chimiques des interfaces du système, l'intensité du choc et la durée de mise en contact sont les paramètres principaux. L'efficacité de coalescence entre deux gouttes s'approchant, des gouttes déformables selon la théorie de drainage du film, est due au drainage de l'écoulement du film de la phase porteuse. Elle a comme conséquence une résistance qui gêne les gouttes à s'approcher. L'efficacité de coalescence due à cette résistance dépend de la mobilité des interfaces des gouttes. Supposant que les gouttes s'approchent suivant la ligne de leurs centres, le rapport entre la force d'approchement et la vitesse des gouttes a été calculé en utilisant l'approximation de la théorie de lubrification [99]. On a supposé que la coalescence se produit quand l'épaisseur du film entre deux gouttes atteint une valeur critique h_c qui lui permet de se rompre facilement. Il a été montré théoriquement [99], que h_c peut être exprimé comme suit :

$$h_c = \left(A_k d_{eq} / 16\pi\sigma \right)^{1/3}$$

(2.34)

L'efficacité de coalescence peut alors être calculée pour trois gammes du rapport de viscosité pour des interfaces appelées mobiles, partiellement mobiles et immobiles. Dans le travail de [9], la force sans dimensions de lubrification entre deux gouttes indéformables en contact étroit s'avère dépendante d'un paramètre sans dimension :

$$m = \frac{\mu_c}{\mu_d} \left(\frac{a}{h_0} \right)^{1/2}$$

(2.35)

Où a est le rayon réduit de deux gouttes et h_0 est la plus étroite épaisseur entre deux surfaces de ces deux gouttes. Ce paramètre m décrit la mobilité des interfaces : Quand $m \ll 1$, les gouttes se comportent en tant que sphères rigides, tandis que quand $m \gg 1$, les gouttes ont des interfaces entièrement mobiles et offrent une résistance relativement faible au mouvement des gouttes. On note que la mobilité de la surface, m, représente la résistance visqueuse du fluide à l'intérieur des gouttes à l'écoulement exercé sur leurs interfaces par le fluide externe qui est drainé en dehors de l'espace entre les gouttes.

Généralement le processus de coalescence est décrit par le taux de coalescence de gouttes qui est le produit de la fréquence de collision h(d_1, d_2), et l'efficacité de coalescence λ(d_1, d_2), entre deux gouttes du diamètre d_1 et d_2. Cependant, la détermination de ce taux de coalescence (paire de goutte) demeure un phénomène extrêmement complexe et son modélisation n'est pas entièrement maîtrisable.

De la littérature [8, 18, 99], des expressions pour h (d_1, d_2) peuvent être dérivées, selon la nature des gouttes, comme suit :
- Pour les gouttes déformables :
  - Colonne Kühni [8, 99] :
  $$h\left(d_1, d_2\right) = 1.247 \varepsilon^{1/3} \left(d_1 + d_2\right)^{7/3}$$

(2.36)

  - Colonne RDC [18, 99] :
  $$h\left(d_1, d_2\right) = C_1 \frac{\varepsilon^{1/3}}{\left(1 + C_V \phi\right)} \left(d_1 + d_2\right)^{7/3}$$

(2.37)

- Pour les gouttes non déformables:
  - Colonne RDC [18, 99] :

$$h\left(d_1, d_2\right) = C_2 \frac{\varepsilon^{1/3}}{\left(1 + C_V \, \phi\right)} \left(d_1 + d_2\right)^{7/3} \tag{2.38}$$

Ces équations sont dérivées à partir de la vitesse relative des deux masses ponctuelles dans la phase liquide, le long d'une distance égale à $d_1 + d_2$. Un facteur de turbulence (damping factor) a été présenté pour expliquer les effets de l'écoulement diphasique, sur le degré de turbulence comme défini par [7, 18]. La détermination de l'efficacité de coalescence dépend principalement aussi bien de la nature des deux gouttes impliquées dans le processus de coalescence que des propriétés de leurs interfaces. Certains des modèles appropriés rapportés ci-dessus sont décrits comme suit :

- Efficacité de coalescence pour des gouttes non-déformables : En utilisant le concept de la mobilité de l'interface cité ci-dessus, la force de lubrification agissant dans la direction suivant la ligne des centres des gouttes peut être simplement exprimée selon l'expression suivante :

$$F = \frac{6\pi \mu_c a^2 w \, f(m)}{h} \tag{2.39}$$

où w=dh/dt est la vitesse de rapprochement des gouttes et f(m) est une fonction sans dimensions qui est approximée dans [9] et utilisant l'expression suivante :

$$f(m) = \frac{1 + 0.38m}{1 + 1.69m + 0.43m^2} \tag{2.40}$$

Il convient de noter que ce modèle d'efficacité de coalescence tente d'expliquer les effets du drainage du film par le biais de l'épaisseur du film dénotée h. Si on suppose que le taux de drainage du film entre deux sphères est constant sous la force de compression, alors la force de lubrification, F, est égale à la force de compression, $F1$. Par exemple, l'efficacité de coalescence est donnée comme suit [6]:

$$\lambda\left(d_1, d_2\right) = \exp(-\frac{\bar{\tau}}{\bar{t}}) \tag{2.41}$$

où

$$\bar{\tau} = \frac{6\pi \mu_c a^2}{F_1} \, \zeta$$

$$\zeta = 1.872 \ln\left(\frac{h_1^{1/2} + 1.378q}{h_2^{1/2} + 1.378q}\right) + 0.127 \ln\left(\frac{h_1^{1/2} + 0.312q}{h_2^{1/2} + 0.312q}\right) \tag{2.42}$$

$$q = \frac{\mu_c}{\mu_d} a^{1/2} \tag{2.43}$$

avec

$$h_2 = 0 \quad and \quad h_1 = 0.1 \, a$$

$$\bar{t} = \frac{(a/2)^{2/3}}{\varepsilon^{1/3}} \tag{2.44}$$

Afin d'appliquer l'équation 2.44 aux dispersions turbulentes, une expression pour F1 est nécessaire, selon la théorie de Kolmogoroff-Hinze, si on suppose que les tourbillons responsables de la coalescence appartiennent au domaine inertiel, alors que dans [100] l'analyse dimensionnelle indique que :

$$F_1 = k \rho_c \left((\varepsilon \, d)^{1/3} \right)^2 d^2 \tag{2.45}$$

et on peut obtenir :

$$F_1 = k \, \rho_c \, \varepsilon^{2/3} a^2 \left(d_1 + d_2 \right)^{2/3} \tag{2.46}$$

Cette force est dérivée de la mesure de la vitesse relative de deux points matériels dans le liquide distants de $d_1 + d_2$. Alors, l'efficacité de coalescence pour la colonne RDC devient :

$$\lambda \left(d_1, d_2 \right) = \exp\left(-C_3 \frac{\mu_c \left(1 + 1.56\phi \right)}{\rho_c \varepsilon^{1/3} \left(d_1 + d_2 \right)^{2/3} a^{2/3}} \zeta \right) \tag{2.47}$$

- Efficacité de la coalescence pour des gouttes déformables : dans le travail de [8], les collisions sont divisées comme visqueuses et inertielles :
- Dans le cas visqueux, la force exercée par l'écoulement externe sur une particule en collision (et transmise à la deuxième particule, avec les forces inertielles étant négligeables) soit donnée par une expression de type Stokes.
- Dans le cas inertiel, pendant des collisions visqueuses, les particules sont rassemblées par l'écoulement, tournent autour de l'un à l'autre et puis se séparent une fois la coalescence ne s'est pas produite.
- Pour les collisions inertielles et dans le cas des gouttes à interfaces partiellement mobiles plane film model, le temps de drainage de film est défini comme [8] :

$$\bar{t} = \frac{\pi \mu_d F_1^{1/2}}{2 \left(4\pi\sigma / d_{eq} \right)^{3/2}} \frac{1}{h_{crit}} \tag{2.48}$$

où *F1* est la force qui garde les gouttes ensemble

$$F_1 = k_1 \, \rho_c \, \varepsilon^{2.3} \, d_{eq}^2 \left(d_1 + d_2 \right)^{2/3} \tag{2.49}$$

Cette force est dérivée de la même considération ci-dessus, selon l'expression suivante [99] :

$$d_{eq} = 2\frac{d_1 d_2}{d_1 + d_2} \tag{2.50}$$

et le temps de contact [101] :

$$\bar{t} = \frac{\left(d_{eq}/2\right)^{2/3}}{\left(\varepsilon\right)^{1/3}} \tag{2.51}$$

alors l'efficacité de coalescence devient pour la colonne RDC :

$$\lambda\left(d_1, d_2\right) = \exp\left(-C_4 \frac{\mu_d \rho_c^{1/2} \varepsilon^{2/3} d_{eq}^{11/6}\left(d_1 + d_2\right)^{1/3}}{\sigma^{3/2}\left(1 + C_v \phi\right)^2 h_{crit}}\right) \tag{2.52}$$

Pour les collisions visqueuses et le cas des interfaces partiellement mobiles, l'efficacité de coalescence est pour la colonne Kühni [8]:

$$\lambda\left(d_1, d_2\right) = \exp\left(-0.077\left(\frac{\mu_d}{\mu_c}\right)\Omega^{3/2}\left(\frac{d_{eq}}{h_c}\right)\right) \tag{2.53}$$

avec

$$\Omega = \frac{\mu_d \varepsilon^{1/2} d_{eq}}{\sigma \, \gamma^{1/2}}$$

L'équation 2.53 prévoit que l'efficacité de coalescence diminue jusqu'une épaisseur minimum du film avec le rapport de viscosité, le nombre capillaire Ω, et le rapport des tailles moyennes des particules. On note que le nombre capillaire adimensionnel contrôle la déformation et la rupture des gouttes dans un domaine de cisaillement visqueux. La puissance de dissipation par unité de masse ε est un paramètre qui peut être expliqué par l'effet de l'agitation externe dans la colonne d'extraction liquide-liquide. Elle est exprimée en termes comme rapport de la puissance fournie P et de l'agitateur comme suit :

$$\varepsilon = P/m = P/\rho_c V_c = 4P/(\pi \, D_c^2 \, H_C \rho_c) \tag{2.54}$$

où P peut être calculé à partir de l'expression suivante :

$$P = N_p N^3 D_R^{\,5} \rho_c \tag{2.55}$$

Avec N_p, le nombre de puissance pour la colonne RDC et Kühni comme suit [102] :

- Pour la colonne RDC :

$$N_P = \frac{C_5}{Re_R} + C_6\left[\frac{1000 + 1.2\,Re_R^{\,m_2}}{1000 + 3.2\,Re_R^{\,m_2}}\right]^{m_3} \tag{2.56}$$

avec $C_5 = 109.4$, $C_6 = 0.74$, $m_2 = 0.72$, $m_3 = 3.30$

- Pour la colonne Kühni :

$$N_P = 1.08 + \frac{10.94}{Re_R^{0.5}} + \frac{257.37}{Re_R^{1.5}} \tag{2.57}$$

Finalement, dans ce chapitre, les aspects relatifs à l'hydrodynamique d'une colonne d'extraction liquide-liquide sont présentés. La phase dispersée est décrite par un bilan de population de gouttes, incorporant les phénomènes fondamentaux de transport, de rupture et de coalescence.

2.3. Estimation des paramètres des modèles

La détermination du hold-up de la phase dispersée dans les contacteurs diphasiques est toujours nécessaire pour le calcul des processus de génie chimique, tels que l'extraction par solvant. La modélisation de tels systèmes est basée principalement sur l'utilisation de l'approche de bilan de population des gouttes qui permet la description des variations de la distribution de grandeurs de la phase dispersée en faisant la moyenne des fonctions qui lient le comportement de différentes particules comme des gouttes ou des bulles, à leurs interactions. Le développement des modèles correspondants nécessite l'ajustement de paramètres par rapport aux distributions de grandeurs expérimentales. Ceci définit l'approche du problème inverse qui est considérée, quand la solution mathématique du modèle de bilan de population est connue, mais les fonctions phénoménologiques ne le sont pas.

En effet plusieurs paramètres peuvent avoir une influence sur la fiabilité du modèle, particulièrement ceux liés à la coalescence qui est assez sensible à l'hydrodynamique, aux propriétés physico-chimiques, au transfert de masse, etc. Aussi, Il faut noter qu'aucune corrélation pouvant déterminer le taux de coalescence, n'est disponible jusqu'à présent. Par conséquent, ces facteurs n'ont fait que motiver la considération de ce point, dans cette étude, comme montré dans la section suivante.

2.3.1. Détermination des paramètres de coalescence

La coalescence est un processus stochastique où des expériences de base dans un tube de Venturi ont prouvé que la probabilité de coalescence des gouttelettes dépend fortement de leurs tailles, des propriétés physico-chimiques, du hold-up, etc. [103, 104].

La coalescence dans les colonnes agitées d'extraction liquide-liquide se produit principalement dans les zones de faible turbulence de la colonne qui correspondent directement aux zones en dessous des plateaux du stator [25, 10]. En raison du fait que la rupture et les processus de coalescence ont lieu en même temps il n'est pas possible d'étudier et estimer la coalescence comme un phénomène isolé. Par conséquent il n'est pas possible de déterminer les paramètres de coalescence sans méthodes numériques.

Par conséquent dans ce travail, un code d'optimisation- simulation, a été développé pour résoudre le problème inverse du modèle de bilan de population des gouttes. Il est basé sur l'algorithme génétique, similairement au travail rapporté dans la littérature [108], se basant sur l'algorithme de Rosenbrock.

Le code de calcul détermine les constantes inconnues dans le modèle de coalescence choisi parmi ceux déjà discutés dans une section précédente. Pour ce cas, le calcul de l'hydrodynamique (distribution de grandeurs de gouttes, hold-up le long de la colonne) est basé sur un modèle simplifié de bilan de population négligeant la dispersion axiale et l'algorithme numérique pour une partie de la colonne [74] ou bien celui développé dans ce travail.

Les constantes de coalescence dans l'équation de bilan de population de gouttes sont déterminées par le biais de l'algorithme génétique, en minimisant une fonction objective, généralement exprimée comme suit :

$$S = \sum_{k=1}^{NDC} \left[Q_3^{k,out}(exp) - Q_3^{k,out} \right]^2 \tag{2.58}$$

$$F_{obj} = 1.0 / (1.0 + S) \tag{2.59}$$

Par conséquent la distribution cumulative simulée Q_3 de sortie est forcée vers la valeur expérimentale en changeant les paramètres C_1 et C_4 de coalescence, et ce jusqu'à ce que le résidu de la fonction objective tend vers zéro, selon l'algorithme montré par la figure 2.8.

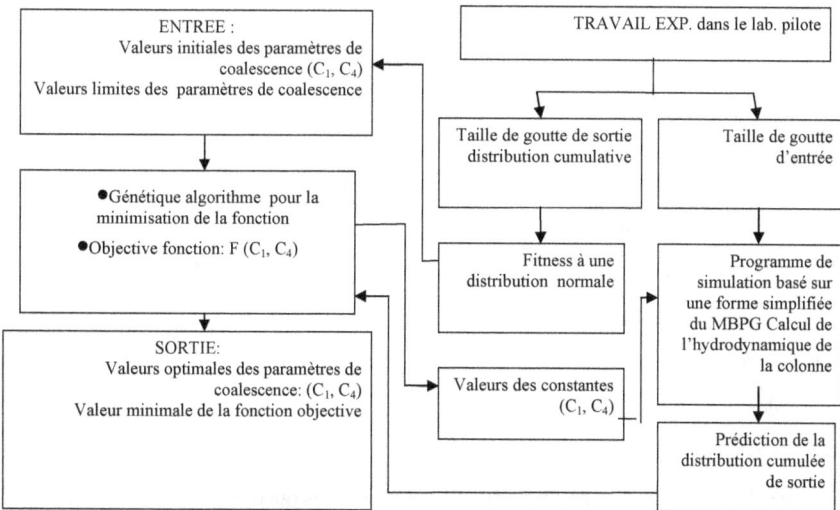

Figure 2.8. Algorithme pour l'évaluation des paramètres de coalescence

2.4. Références citées dans le chapitre II

[6] C. Tsouris, L.L. Tavlarides, *AIChE J.* 1994, *40*, 395.

[7] C. Tsouris, L.L. Tavlarides, *Chem. Eng. Sci.* 1993, *48*, 1503.

[8] A.K. Chesters, *Trans. IchemE* 1991, *69*, 259.

[9] R.H. Davis, J.A. Schonberg, and J.M. Rallison, *Phys. Fluids A1* 1989, *77* (1).

[10] M. Simon, H.-J. Bart, *Chem. Eng.Technol.* 2002, 25, 481.

[18] Coulaloglou, C. A., & Tavlarides, L. L. (1977). Description of interaction processes in agitated liquid-liquid dispersions. *Chem. Eng. Sci.*, **32**, 1289-1297.

[25] Kentish, S. E., Stevens, G. W., & Pratt, H. R. C. (1998). Estimation of coalescence and breakage rate constants within a Kühni column. *Ind. Eng. Chem. Res.*, **37**, 1099-1106.

[31] Cauwenberg, V., Degreve, J., & Slater, M. J. (1997). The interaction of solute transfer, contaminants and drop break-up in rotating disc contactors: Part I. Correlation of drop breakage probabilities. *Can. J. Chem. Eng.*, **75**, 1046-1055.

[46] Kronberger, T., (1995): Numerische Simulation von Tropfenpopulationen in Extraktionskolonnen, Dissertation, Johannes Kepler Universitat Linz, Linz 1995.

[74] Attarakih, M. M., Bart, H.-J., & Faqir, N. M. (2003b). Solution of the population balance equation for liquid-liquid extraction columns using a generalized fixed-pivot and central difference schemes. in European Symposium on Computer Aided Process Engineering. Kraslawski, A. & Turunen, I. (Eds). *Elsevier*, Amsterdam 2003, *13*, 557.

[84] Thornton J. D., « Spray liquid-liquid extraction column: Prediction of limiting hold-up and flooding rates », Chem. Eng. Science, Vol. 5, pp. 201, (1956)

[85] Miyauchi T., Vermeulen T., « Longitudinal dispersion in two-phase continuous-flow operations », Ind.Eng.Chem.Fund. Vol.2; pp.113, (1963)

[86] Korchinsky W., Chartres R.H., « Modelling of liquid-liquid extraction columns: Predicting the influence of drop size distribution », AIChE, Vol. 53, pp. 247, (1975)

[87] Casamatta G., « Comportement de la population de gouttes dans une colonne d'extraction : Transport, rupture, coalescence et transfert de matière », Thèse de Docteur ès Sciences, INP Toulouse, (1981)

[88] Gourdon C., « Les colonnes d'extraction par solvant : Modèles et comportement », Thèse de Docteur ès Sciences, INP Toulouse, (1989)

[89] Haverland H., « Untersuchungen zur Tropfendispergierung in flüssigkeitspulsierten Siebboden-Extraktionskolonnen », Disssertation TU Clausthal, (1988)

[90] Hussain A.A., Liang T.B., Slater M.J., « Characteristic velocity of drops in liquid-liquid extraction pulsed sieve-plate column », Chem. Eng. Res. Des., Vol.66, n°6, pp.541, (1988)

[91] Bardin N., «Simulations et expériences Lagrangiennes d'écoulements diphasiques dans les colonnes pulsées à garnissage disques-couronnes », Thèse de Doctorat, INP Toulouse, (1998)

[92] Pratt H.R.C., Glayer R., Roberts N.W., « Liquid-liquid extraction. Part IV: a further study of hold-up in packed columns », Trans.Inst. Chem.Eng., Vol. 31, (1953)

[93] J.C. Godfrey, M.J. Slater, *Trans. IchemE*, 1991, *69*, 130.

[95] R. Gayler, N.W. Roberts, H.R.C. Pratt, *Trans. Am. Inst. Chem. Eng.* 1953, 31, 57.

[96] Eid K.M., »Etude de la rupture des gouttes dans une colonne pulsée », Thèse de Doctorat, INP Toulouse, (1984)

[97] Jares J., Prochazka J., « Break-up of droplets in Karr reciprocating plate extraction columns », Chem.Eng.Science, Vol.42, n°2, pp.283, (1987)

[98] M. Simon, S.A. Schmidt, H.-J. Bart, *Chem. Eng. Tech.* 2002, 74, 247.

[99] A.M. Kamp, A.K. Chesters, C. Colin, J. Fabre, *Int. J. Multiphase Flow* 2001, *27,* 1363.

[100] R.M. Thomas, *Int. J .Multiphase Flow* 1981, *7*, 709.

[101] K. Shimizu, S. Takada, K. Minekawa, Y. Kawase, *Chem. Eng. J.* 2000, *78*, 21.

[102] A. Kumar, S. Hartland, *Ind. End. Chem. Res.* 1996, *35*, 2682.

[103] Simon, M., Bart, H.-J., (2001). Experimentelle Untersuchung zur Koaleszenz in Flüssig/Flüssig-Systemen, *Chem. Ing. Tech.*, 73, 988-992.

[104] Simon, M., Schmidt, S., Bart, H.-J., (2003). The droplet population balance model-Estimation of breakage and coalescence, *Chem. Eng. Technol.*, 26, 745-750.

[108] Attarakih, M. M., Simon, M., Lagar, Lagar G., Schmidt, S. A., Bart, H.-J., (2004). Internal report, Technical University Kaiserslautern.

CHAPITRE III

METHODES DE RESOLUTION NUMERIQUE

3.1. Introduction

La nature polydispersive d'une population donnée de gouttes turbulentes dans les équipements des contacteurs liquide-liquide agités, rend toute modélisation mathématique de ces systèmes assez complexe.

Généralement, cette polydispersion est modélisée comme une population des gouttes aléatoirement distribuées, en ce qui concerne certaines propriétés internes, utilisant l'équation de bilan de population.

Cependant, la solution de ce modèle mathématique est difficile à obtenir analytiquement, et par conséquent des méthodes numériques doivent être utilisées. Ceci est surtout dû aux non-linéarités induites dans les termes convectifs et diffusifs ainsi qu'à la présence de plusieurs intégrales dans le terme source.

Dans ce travail deux méthodes conservatrices de discrétisation pour les variables internes (état des gouttes) et externe (spatiales), sont utilisées pour résoudre l'équation de bilan de population décrivant l'hydrodynamique des contacteurs diphasiques d'extractions liquide-liquide à contre courant.

Pour la variable interne et contrairement à la technique de discrétisation utilisée dans [87] pour la solution de l'équation du bilan de population dans une colonne pulsée, la méthode de Galerkin décrite dans [46], est adoptée pour les contacteurs Kühni et à disque rotatifs.

Pour la distribution spatiale de la population des gouttes, le système d'équations aux dérivées partielles résultant dans sa forme conservatif est discrétisé spatialement en utilisant une méthode des volumes finis à pas avancé.

Finalement la discrétisation temporelle est performée en utilisant une approche implicite fortement stable qui est formulée en tenant compte de la forte non linéarité des termes convectifs et de source.

3.2. Discrétisation du modèle

L'équation intégro-differentielle (Equation 3.1) est discrétisée par rapport aux diamètres des gouttes (variables internes) en utilisant la méthode de Galerkin et par rapport à la hauteur de la colonne (variable externe) par la méthode des volumes finis. A titre de rappel, elle est exprimée comme suit :

$$\frac{\partial}{\partial t}P(t,z,d) + \frac{\partial}{\partial z}\left(v_d(t,z,d,\phi)\right)P(t,z,d) = \frac{\partial}{\partial z}\left(D_{ax}\frac{\partial}{\partial z}P(t,z,d)\right)$$

$$+ \frac{Q_d}{A}p_{in}(d)\delta(z-h_d) + P_V(t,z,d)$$

(3.1)

Avec les conditions aux limites qui sont aussi données dans le chapitre précédent.

3.2.1. Discrétisation par rapport à la variable interne

Cette partie représente l'application de la méthode de Galerkin pour la simulation de l'hydrodynamique pour les contacteurs d'extraction liquide-liquide agités.

Le premier pas du traitement numérique de l'équation 3.1, est la discrétisation par rapport au diamètre d de la goutte. Afin d'obtenir un nombre fini d'équations, la méthode de Galerkin est utilisée : soit $\{d_k \mid k = 0, \dots K\}$ les diamètres discrets avec $0 = d_0 < d_1 < \dots < d_K = d_{max}$. Une approximation de la distribution des tailles des gouttes par une fonction constante par morceau est appliquée comme suit :

$$P(t,z,d) = \sum_{k=1}^{n} P_k(t,z) \cdot b_k(d)$$

(3.2)

Avec $p_k(t,z)$ dépendant de la hauteur de la colonne et du temps et $b_k(d) = 1$ si d appartient à $[d_{k-1}, d_k]$, autrement $b_k(d) = 0$. La fraction volumique $\varphi_k(t,z)$ des gouttes de diamètre d appartenant à $[d_{k-1}, d_k]$ est donnée par:

$$\varphi_k(t,z) = \int_{d_{k-1}}^{d_k} P(t,z,d)dd$$

(3.3)

En combinant (3.2) et (3.3), on obtient la relation suivante entre les fonctions $\varphi_k(t,z)$ et $p_k(t,z)$ suivante:

$$\varphi_k(t,z) = P_k(t,z) \cdot \Delta d_k \tag{3.4}$$

L'application de la méthode de Galerkin consiste à l'insertion des relations (3.2) et (3.4) dans (3.1), la multiplication avec la fonction de base $b_i(d)$ et l'intégration de l'équation qui en résulte sur tout l'intervalle des diamètres $[0, d_{max}]$. Ceci donne finalement un système de K équations différentielles pour la fonction $\varphi_k(t,z)$:

$$\frac{\partial \varphi_k}{\partial t} + \frac{\partial}{\partial z}\left(v_{d,k}\varphi_k\right) = \frac{\partial}{\partial z}\left(D_{d,ax}\frac{\partial}{\partial z}\varphi_k\right) + \frac{Q_d}{A}\delta\left(z - z_{d,in}\right)\varphi_{in,k} + S_k\left(\varphi_1 \cdots \varphi_k\right) \tag{3.5}$$

Pour plus de précision, le résultat est un système couplé par des équations de convection diffusion dans une forme conservative avec un terme de source non linéaire. Cette loi conservative est couplée avec φ_k, ϕ et le terme de couplage S_k. Comme résultat, les intégrales dans les termes de source de l'équation intégro- différentielle (3.1) sont transformées en sommations, comme suit:

$$S_k\left(\varphi_1...\varphi_k\right) = \sum_{i=k}^{K} b_{ki}^{+} \cdot \varphi_i - b_k^{-} \cdot \varphi_k + \sum_{i=1}^{K}\sum_{j=1}^{K} c_{kij}^{+}\varphi_i \cdot \varphi_j - \sum_{i=1}^{K} c_{ki}^{-}\varphi_i \cdot \varphi_k \tag{3.6}$$

Ici b^+, b^-, c^+ et c^- sont les intégrales d'interactions, qui ont été résolues numériquement, en utilisant la quadrature de Gauss. Les expressions pour b et c sont données comme suit :

$$b_{ki}^{+} = \frac{1}{\Delta d_i}\int_{d_{k-1}}^{d_k}\int_{\max(d,d_{i-1})}^{d_i}\beta(d_0,d)\cdot g(d_0)\cdot \partial d_0 \partial d \tag{3.7a}$$

$$b_k^{-} = \frac{1}{\Delta d_k}\int_{d_{k-1}}^{d_k}g_k(d)\partial d \tag{3.7b}$$

$$c_{kij}^{+} = \frac{1}{\Delta d_j \cdot \Delta d_i}\int_{d_{k-1}}^{d_k}\int_{\max\left(d_{j-1},\sqrt[3]{d^3-d_i^3}\right)}^{\min\left(d_j,\sqrt[3]{d^3-d_i^3}\cdot d/\sqrt[3]{2}\right)}\frac{\omega(d_1,d_2)}{V(d_1)\cdot V(d_2)}\cdot \left(\frac{d}{d_2}\right)^2 \partial d_1 \cdot V(d)\partial d \tag{3.7c}$$

$$c_{ki}^{-} = \frac{1}{\Delta d_k \cdot \Delta d_i}\int_{d_{i-1}}^{\min\left(d_j,\sqrt[3]{d_{max}^3-d^3}\right)}\frac{\omega(d_1,d_2)}{V(d)}\cdot \partial d_1 \tag{3.7d}$$

3.2.2. Discrétisation par rapport à la variable externe

Afin de discrétiser l'équation de transport 3.5, la colonne est décomposée en L cellules qui correspondent à des volumes finis de longueur $\Delta z = H / L$ chacune. Le point du milieux de la l^{ième} cellule de contrôle est défini par $z_l = (l - 1/2)\Delta z$ (pour l = 1,…., L). Ces cellules de contrôles sont localisées par $z_{l \pm 1/2}$. En se référant à la figure 3.1, l'intégration à travers la l^{ième} cellule et l'intervalle de temps [t_n, t_{n+1}] donne l'expression suivante:

$$\varphi_{kl}^{n+1} - \varphi_{kl}^{n} + \frac{1}{\Delta z}\int_{t_n}^{t_{n-1}} (v_k \varphi_k)\Big|_{zl-\frac{1}{2}}^{zl+\frac{1}{2}} dt = \frac{1}{\Delta z}\int_{t_n}^{t_{n-1}}\left(D_d \frac{\partial \varphi_k}{\partial z} + D_c \frac{\varphi_k}{1-\varphi}\frac{\partial \varphi}{\partial z}\right)\Big|_{zl-\frac{1}{2}}^{zl+\frac{1}{2}} dt + \int_{t_n}^{t_{n+1}}\int_{zl-\frac{1}{2}}^{zl+\frac{1}{2}} S_k \, dz \, dt \qquad (3.8)$$

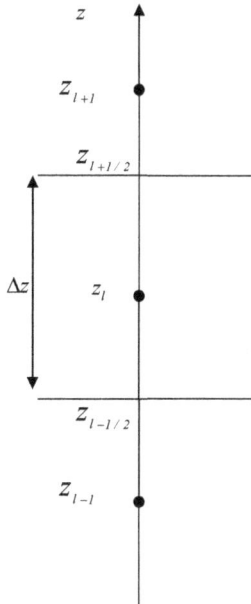

Figure 3.1. Volume de contrôle pour la méthode des volumes finis

Chaque terme de l'équation de transport est discrétisé comme suit:

3.2.2a. Discrétisation des flux dispersif et des termes de sources
Flux dispersif:

$$\int\limits_{t_n}^{t_{n+1}} \left(D_d \frac{\partial \varphi_k}{\partial z} \right)\bigg|_{zl+\frac{1}{2}} dt \approx \Delta t \cdot D_d (z_l + \frac{1}{2}) \cdot \frac{1}{\Delta z} \left(\varphi_{k,l+1}^{n+1} - \varphi_{k,l}^{n+1} \right) \tag{3.9}$$

$$\int\limits_{t_n}^{t_{n+1}} \left(D_c \frac{\varphi_k}{1-\varphi} \frac{\partial \varphi}{\partial z} \right)\bigg|_{zl+\frac{1}{2}} dt \approx \Delta t \cdot D_c (z_l + \frac{1}{2}) \cdot \frac{1}{2} \left(\frac{\varphi_{k,l}^n}{1-\varphi_l^n} + \frac{\varphi_{k,l+1}^n}{1-\varphi_{l+1}^n} \right) \cdot \frac{1}{\Delta z} \left(\varphi_{k,l+1}^{n+1} - \varphi_{k,l+1}^{n+1} \right)$$

$$\tag{3.10}$$

Termes de sources:

$$\int\limits_{t_n}^{t_{n+1}} \frac{Q_d}{A} \cdot d(z - z_{d,in}) \cdot \Phi_{F,k} \, dz \, dt = \begin{cases} \Delta t \cdot \dfrac{Q_d}{A} \cdot \varphi_{F,k} \ si \ zl \in \left[zl - \dfrac{1}{2}, zl + \dfrac{1}{2} \right] \\ 0 \ si \ non \end{cases} \tag{3.11}$$

$$\int\limits_{t_n}^{t_{n+1}} \int\limits_{zl-\frac{1}{2}}^{zl+\frac{1}{2}} (S_{B,k} + S_{C,k}) \, dz \, dt \approx \Delta t \cdot \Delta z \left(\sum_{i=k}^{K} S_{B,ki}^+ \cdot \varphi_{il}^n - S_{B,k}^- \cdot \varphi_{B,k}^{n+1} + \sum_{i=1}^{K}\sum_{j=1}^{K} S_{C,kij}^+ \varphi_{il}^n \cdot \varphi_{jl}^n - \varphi_{kl}^{n+1} \sum_{j=1}^{k} S_{C,ki}^- \varphi_{jl}^n \right)$$

$$\tag{3.12}$$

3.2.2b Discrétisation du flux convectif

$$v_k \varphi_k \big|_{zl+\frac{1}{2}} = v_{k,l}^+ \varphi_{k,l} + v_{k,l+1}^- \varphi_{k,l+1} \tag{3.1 3}$$

Où : $v_{k,l}^+ = \max(v_{k,l}, 0)$, $v_{k,l}^- = \min(v_{k,l}, 0)$ et $v_{k,z_l} = v_k(zl, \varphi_l)$

Donc

$$v_k \varphi_k \big|_{zl-\frac{1}{2}}^{zl+\frac{1}{2}} \approx -v_{k,l-1}^+ \varphi_{k,l-1}^{n+1} + \left(v_{k,l}^+ - v_{k,l}^- \right) \varphi_{k,l}^{n+1} - v_{k,l+1}^- \varphi_{k,l+1}^{n+1} \tag{3.14}$$

3.2.3 Ecriture matricielle du système linéaire

Après tout réarrangement, l'écriture matricielle suivante est obtenue:

$$\begin{bmatrix} m_{11} & m_{12} & 0 & \cdots & \cdots & \cdots & \cdots & 0 \\ m_{21} & m_{22} & m_{23} & 0 & \cdots & \cdots & & \vdots \\ 0 & m_{32} & m_{33} & m_{34} & 0 & & & \\ 0 & 0 & \ddots & \ddots & \ddots & & & \vdots \\ \vdots & & \ddots & \ddots & \ddots & & & \vdots \\ \vdots & & & \ddots & \ddots & \ddots & & \vdots \\ \vdots & & & & \ddots & \ddots & \ddots & \vdots \\ \vdots & & & & & & m_{l-1,l} \\ 0 & \cdots & \cdots & \cdots & \cdots & \cdots & m_{l,l-1} & m_{l,l} \end{bmatrix} \begin{pmatrix} \varphi_{k1}^{n+1} \\ \varphi_{k2}^{n+1} \\ \vdots \\ \vdots \\ \vdots \\ \vdots \\ \vdots \\ \varphi_{kl}^{n+1} \end{pmatrix} = \begin{pmatrix} r_1 \\ r_2 \\ \vdots \\ \vdots \\ \vdots \\ \vdots \\ \vdots \\ r_l \end{pmatrix}$$

Figure 3.2. Système linéaire à matrice dominante

Avec les termes du système à résoudre qui s'écrivent comme suit :

$$m_{l,l} = 1 + \frac{\Delta t}{\Delta z}\left(v_{k,l}^+ - v_{k,l}^-\right) + \frac{\Delta t}{\Delta z^2}\left(D_{d,l+\frac{1}{2}} + D_{d,l+\frac{1}{2}}\right) + \Delta t\left(S_{B,k}^- + \sum_{j=1}^{k} S_{C,kj}^- \cdot \varphi_{jl}^n\right) \qquad (3.15)$$

$$m_{l,l+1} = -\frac{\Delta t}{\Delta z^2}\cdot D_{d,l+\frac{1}{2}} + \frac{\Delta t}{\Delta z}v_{k,l+1}^- \qquad (3.16)$$

$$m_{l,l-1} = -\frac{\Delta t}{\Delta z^2}\cdot D_{d,l-\frac{1}{2}} - v_{k,l-1}^+ \qquad (3.17)$$

$$r_l = \varphi_{k,l}^n + \frac{\Delta t}{\Delta z}\left(Diff^n\right) + \Delta t\left(S_{B,k}^+\left(\varphi^n\right) + S_{C,k}^+\left(\varphi^n\right)\right) \qquad (3.18)$$

Avec $Diff^n$ le terme de dispersion qui est explicit et non linéaire.

Les distributions initiales de la phase dispersée et le diamètre de Sauter sont données en annexe 2 et 3 respectivement.

3.3. Algorithme de calcul

L'écriture matricielle donne une matrice à diagonale dominante et pour cela nous utilisons la méthode d'élimination de Gauss qui s'avère très efficace pour ce genre de système. L'algorithme de calcul est donné comme suit:

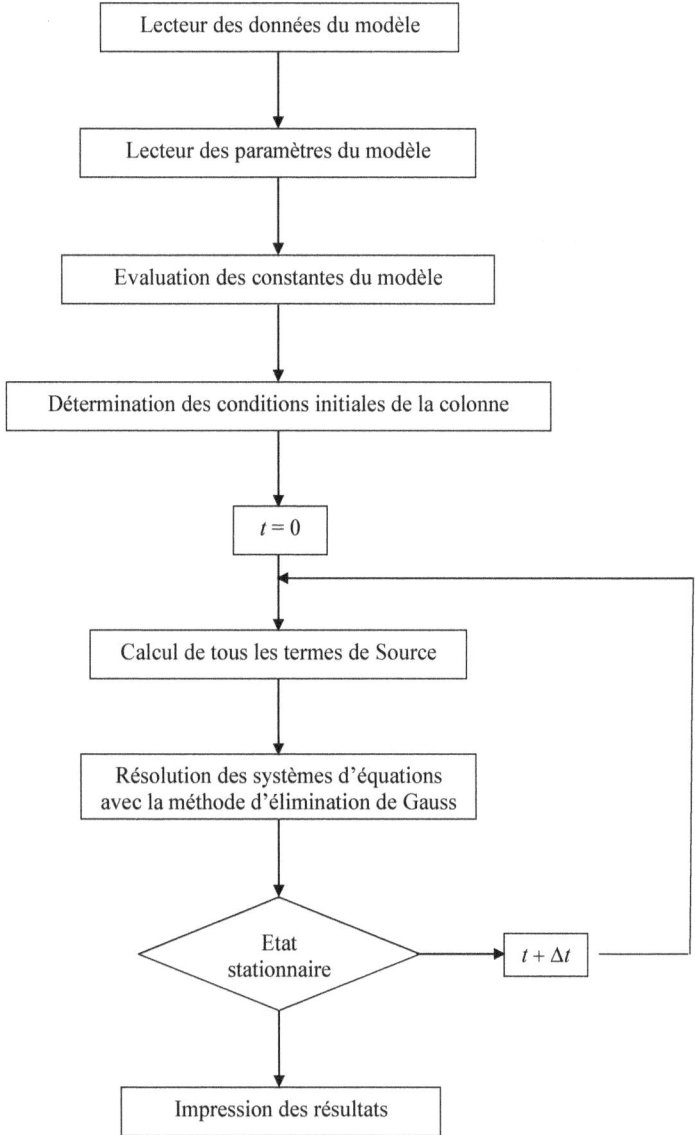

Figure 3.3. Organigramme de l'algorithme de calcul

3.4. Méthode de détermination des paramètres de coalescence

Généralement, un procédé de programmation mathématique doit être appliqué pour trouver le meilleur ajustement des données expérimentales. L'application d'un problème inverse mène à une solution analytique ou approximative explicite qui est extrêmement sensible aux erreurs des données expérimentales [105].

Le problème d'ajustage des paramètres est résolu par l'algorithme génétique (AG), où les techniques des volumes finis et du pivot fixe généralisé [75] ou bien la méthode de Galerkin sont utilisées pour résoudre le problème de bilan de population et le calcul des paramètres qui dérivent de la solution. Cette approche est basée sur une méthode de recherche globale qui s'est avérée plus robuste que beaucoup de techniques traditionnelles de recherche avec les dispositifs suivants [106] :

- L'AG ne fait aucune supposition au sujet de la fonction à optimaliser et il peut donc également être utilisé aussi pour des fonctions objectives non convexes;

- L'AG fait une différence entre explorer de nouveaux points dans l'espace de recherche et exploiter l'information actuelle;

- L'AG est un algorithme de nature stochastique dont les résultats sont régis par des règles probabilistes de transition plutôt que des règles déterministes;

- L'AG traite plusieurs solutions simultanément, recueillant l'information de la recherche actuelle des points en utilisant la précédente pour mener les recherches suivantes, ce qui le rend moins susceptible envers des problèmes d'optimums locaux;

- L'AG utilise une fonction objective ou une information de forme physique seulement, au lieu d'utiliser des dérivés ou toute autre connaissance auxiliaire, contrairement aux exigences des méthodes traditionnelles d'optimisation.

3.4.1. Description de l'algorithme génétique

Un algorithme génétique (AG) est un algorithme de recherche d'optimisation basé sur les principes d'évolution et la génétique normale [106]. L'idée fondamentale de l'AG est de mettre les paramètres du problème réel à optimaliser on les désignant sous le nom d'un chromosome (ou de la personne) qui se compose des gènes. Chaque paramètre est identifié à un gène dans le chromosome. Les paramètres peuvent être de vrais nombres, nombres entiers, ou même structures de données complexes. Un AG général crée une première génération (une population ou un ensemble discret des variables de décision), G (t=0), et pour chaque génération, G (t), il produit une nouvelle, G ($t+1$). L'algorithme génétique général est décrit sur la figure 3.4 suivante:

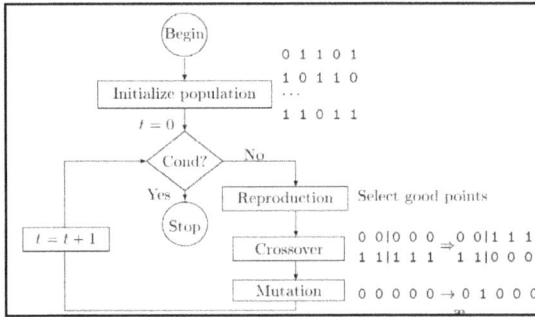

Figure 3.4. Organigramme de l'algorithme génétique général

Un chromosome, également appelé une solution de chaîne de caractères de longueur n, qui est un vecteur de la forme $\{x_1, x_2, ..., x_i\}$ où chaque x_i est un gène représentant un ensemble de valeurs de variable de décision. Le domaine des valeurs desquelles la valeur x_i est choisie s'appelle les alphabets du problème. La population initiale $G(0)$ peut être choisie heuristiquement ou aléatoirement. Les populations de la génération $G(t+1)$ sont choisies de $G(t)$ par une procédure de sélection randomisée qui se compose de quatre opérateurs :

3.4.1a. Sélection

La sélection est un processus dans lequel différentes chaînes de caractères sont copiées selon leur fonction objective (F). En cours de la sélection, seulement les chaînes de caractères solutions, avec des valeurs ajustables sont reproduites dans la prochaine génération. Ceci signifie que les chaînes de caractères solutions qui sont ajustées et qui ont montré une meilleure performance auront des chances plus élevées de contribués à la prochaine génération. Il y a beaucoup de méthodes de sélection disponibles, comme la sélection de tournoi, sélection de roue de roulette, ces méthodes etc. emploient la valeur ajustable de chaque chromosome pour décider si elle survivra ou pas.

3.4.1b. Croisement

L'opérateur de croisement, aléatoirement, permute des parties des gènes pour deux parents de chaînes de caractères solutions de la génération $G(t)$ pour produire deux chaînes de caractères d'enfants solutions de génération $G(t+1)$. Il y a trois variantes de croisement: un point, deux-points, et croisement d'un gène (voir la figure 3.5). Dans un croisement simple d'un point, une coupe aléatoire est faite et des gènes sont commutés à travers ce point. Un opérateur de croisement de deux-points choisit aléatoirement deux points de croisement et permute alors des gènes dans l'intervalle. Cependant, dans un croisement d'un gène, un gène simple est permuté entre les chromosomes de deux parents à une position aléatoire. Le but principal de l'opérateur de croisement est de rechercher l'espace de paramètre. L'autre aspect est que la recherche doit être exécutée dans une voie de préserver l'information stockée dans les chaînes de caractères des parents au maximum, parce que ces chaînes de caractères des parents sont des exemples de bonnes chaînes de caractères choisies en utilisant l'opérateur de sélection.

3.4.1c. Mutation

La mutation traite un individuel (chromosome) produisant la progéniture qui est très différente de son parent. Un AG choisit aléatoirement un gène de la chaîne de caractères de chromosome ou de solution et change alors la valeur de ce gène dans sa marge permise avec une petite probabilité de mutation (P.M.), suivant les indications de la figure 3.5. Le P.M. contrôle la cadence à laquelle de nouveaux gènes sont introduits dans la population. Une volonté à faible taux empêche l'introduction des gènes potentiels et une cadence élevée donnera trop de perturbation aléatoire. Les mutations encouragent une population qui est convergente sur un certain optimum pour sauter dans une partie différente de l'espace de solution, de ce fait augmentent la probabilité de détecter un point différent mène à la solution optimum globale. Le besoin de mutation est de mettre à jour la diversité dans la population.

Après sélection, le croisement, et la mutation sont appliqués à la population entière, une génération de l'AG est terminée. Ces trois opérateurs sont simples et efficaces. L'opérateur de sélection choisit de bonnes chaînes de caractères et l'opérateur de croisement recombine de bonnes sous chaînes de deux bonnes chaînes de caractères ensemble pour former une meilleure sous chaîne. L'opérateur de mutation modifie une chaîne de caractères localement pour créer une meilleure chaîne de caractères. Quoiqu'aucune de ces réclamations ne soit garantie et/ou soit testée tout en créant une nouvelle population des chaînes de caractères, on s'attend à ce que si de mauvaises chaînes de caractères sont créées elles soient éliminées par l'opérateur de reproduction dans la prochaine génération et si de bonnes chaînes de caractères sont créées, elles seront soulignées.

3.5. Remarques générales

Les algorithmes génétiques ont certaines uniques caractéristiques qui leur font une méthode globale plus robuste de recherche que beaucoup de techniques traditionnelles de recherche [106]: un AG ne fait aucune supposition au sujet de la fonction à optimiser et peut également être utilisé ainsi pour des fonctions objectives non convexes; un AG optimise la différence entre explorer de nouveaux points dans l'espace de recherche et exploiter jusqu'ici l'information découverte; un AG est implicitement parallèle; un AG est un algorithme randomisé dont les résultats sont régis par des règles probabilistes de transition plutôt que des règles déterministes; un AG traite plusieurs solutions simultanément, recueillant l'information de la recherche actuelle et qui l'utilise pour diriger des recherches ultérieures qui rend un AG moins susceptible des problèmes des optimums et du bruit locaux ; un AG utilise seulement la fonction objective ou l'information de forme physique, au lieu d'utiliser des dérivés ou toute autre connaissance auxiliaire, comme sont nécessaires par des méthodes traditionnelles d'optimisation.

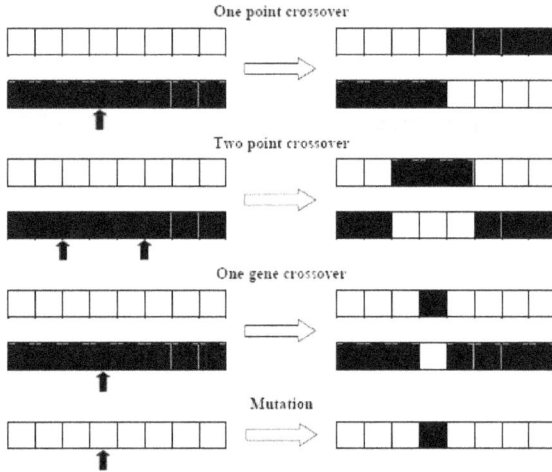

Figure 3.5. Opérateurs de croisement et de mutation

L'efficacité d'un AG dépend de la personnalisation des paramètres aux problèmes particuliers. Parmi les idées qui ont été introduites sont la graduation de forme physique, l'intervalle de génération, la sélection luxuriante, et les critères de remplacement.

Les paramètres clés de l'AG, qui sont communs à toutes les stratégies ont été expliqué dans les sections postérieures, sont la taille de population dans chaque génération, le pourcentage de la population subissant la reproduction (r), le croisement (c), et la mutation (m), et le nombre de générations (NGEN*)*.

Les valeurs des paramètres sont représentées dans les chaînes de caractères binaires. Si on suppose que cinq bits sont employés pour coder chacune des deux variables indépendantes, rendant de ce fait la longueur globale de chaîne de caractères égale à 10. Dans l'initialisation de l'AG, des tailles de population de 10 et de 20 sont adoptées dans la simulation suivante. Des solutions sont aléatoirement produites dans la région de recherche exigée, en tant que combinaisons binaires (C_1, C_2). La fonction objective est comme définie dans la prochaine section.

Puisque le but est de réduire au minimum la fonction objective et l'AG est de maximiser la fonction ajustable, il est simple de prendre la réciproque de la valeur de la fonction objective.

Si deux parents X et Y sont choisis, alors ils exécuteront le croisement avec une probabilité Pc définie généralement entre 0.70 et 0.80. Chaque nouvelle conception produite par le croisement exécutera la mutation avec une probabilité Pm. égale à 0.001. Pour maintenir la meilleure solution trouvée pendant le processus de recherche et pour accélérer le processus de recherche, la mise à jour de nécessiter population est appliquée, c.à.d. des conceptions avec les valeurs de probabilité les plus élevées seront choisies en tant que nouvelle population. Un critère d'arrêt approximatif de l'AG est utilisé ici. C'est-à-dire, si la meilleure solution est fixée dans 100 générations successives, la recherche génétique sera stoppée, donnant la meilleure conception X* ainsi que sa véritable valeur objective F(X*) calculée avec l'expression explicite de la fonction objective.

Le tableau 3.1 présente les paramètres de l'algorithme génétique et leurs valeurs pour cette étude, comme suit :

Tableau 3.1. Paramètres de l'AG et ses valeurs

Paramètres	Valeurs
Taille de population	10, 20
Nombre de génération	100
Stratégie de sélection	Binaire
Longueur de chromosome	10 bits
Type de croisement	Un point
Probabilité de croisement	0.70-0.80
Probabilité de mutation	0.01

3.6. Références du chapitre III

[46] T. Kronberger, A. Ortner, W. Zulehner, H.J. Bart, *Computers Chem. Eng.* 1995, *19*, 639.

[75] Attarakih, M. M., Bart, H.-J., & Faqir, N. M. (2003b). Solution of the population balance equation for liquid-liquid extraction columns using a generalized fixed-pivot and central difference schemes.

[87] Casamatta G., « Comportement de la population de gouttes dans une colonne d'extraction : Transport, rupture, coalescence et transfert de matière », Thèse de Docteur ès Sciences, INP Toulouse, (1981)

[105] A. W. Mahoney, D. Ramkrishna, "Inverse Problem Modeling of Agglomeration, » Paper No.17d, A.I.Ch.E. Annual Meeting 2000, Los Angeles, November 12-17, 2000.

[106] Goldberg, D. E., Genetic algorithms in searching, optimization, and machine learning (p. 1989). Reading, MA: Addison-Wesley.

CHAPITRE IV

RESULTATS ET DISCUSSION

Dans ce chapitre, tous les résultats obtenus dans cette étude sont présentés et discutés. A priori les valeurs des paramètres de coalescence issus du travail d'optimisation sont déterminées.

4.1. Détermination des paramètres de coalescence

En effet les paramètres de coalescence ont été estimés à partir des résultats expérimentaux obtenus par le biais du dispositif pilote expérimental des départements du génie des procédés des universités de Munich où la colonne est de type Kühni, et de Kaiserslautern (Allemagne) où elle est plutôt de type RDC (Allemagne), comme montré dans la figure 4.1 suivante:

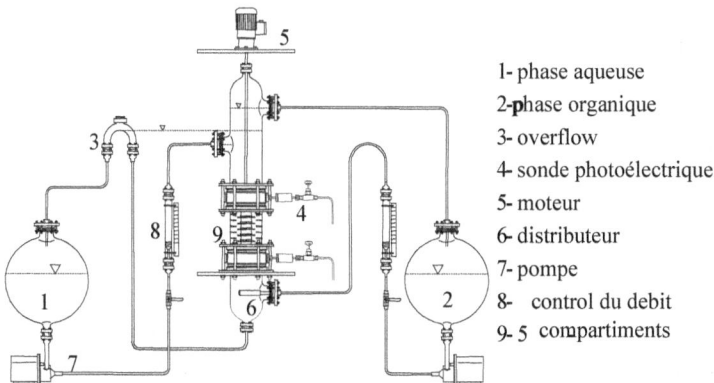

1- phase aqueuse
2- phase organique
3- overflow
4- sonde photoélectrique
5- moteur
6- distributeur
7- pompe
8- control du debit
9- 5 compartiments

Figure 4.1. Installation expérimentale (coalescence)

La colonne d'extraction utilisée se compose de cinq compartiments et dont les caractéristiques sont montrées dans le tableau suivant :

Tableau 4.1. Caractéristiques de la colonne pilote et conditions opératoires

	Colonne RDC	Colonne Kühni
	Kaiserslautern	Munich
Diamètre de la colonne, mm	150	150
Hauteur des compartiments, mm	30	70
Partie active, mm	1740	2520
Diamètre de la turbine, mm	90	85
Transparence des plateaux, %	/	27
Vitesse du rotor, 1/min	300	160
Energie de dissipation, W/kg	0.0788	0.0788

Les distributions des tailles de gouttes ont été mesurées à l'admission et à la sortie de la colonne. Selon les taux de solvant et la vitesse de rotation, les gouttes ont été détectées avec une sonde photoélectrique d'aspiration.

Comme mentionné auparavant, les expériences dans la colonne ont été effectuées avec les systèmes toluène/eau et n-acétate de butyle/eau, dont les propriétés physiques utilisées pour le calcul des paramètres de coalescence, sont montrées dans le tableau suivant :

Tableau 4.2. Propriétés physiques des systèmes

Systèmes	μ_x (mPa)	μ_y (mPa)	ρ_x (kg m^{-3})	ρ_y (kg m^{-3})	σ mN m^{-1}
Eau/n-acétate de butyle	0.73	1.34	881.5	998.9	14.0
Eau/toluène	0.59	1.00	865.6	997.7	36.1

Plusieurs vitesses de rotation et taux de solvant pour les systèmes toluène/eau et n-acétate de butyle/eau, ont été considérés pour estimer les constantes des modèles de coalescence, utilisant, le couplage des algorithmes décrits dans [107] et génétique [106], avec la technique généralisée du pivot fixe [74] ou bien celle de Galerkin pour résoudre le problème inverse du modèle de bilan de populations des gouttes, qui consiste en la minimisation des fonctions objectives suivantes S [108] et F[106] :

- Pour l'algorithme de Rosenbrock :

$$S = \sum_{k=1}^{NDC} \left[Q_3^{k,out}(exp) - Q_3^{k,out}(sim) \right]^2 \tag{4.1}$$

- Pour l'algorithme génétique :

$$F = 1.0 \, / (1.0 + S) \tag{4.2}$$

La distribution cumulative simulée Q_3 *de* sortie est corrélée avec les valeurs expérimentales en variant les paramètres de coalescence. Cette opération se poursuit jusqu'à ce que S *et* F atteignent un minimum, dont la valeur est proche de zéro. La figure 4.2 montre les distributions simulées de sortie pour trois conditions de fonctionnement par rapport aux distributions mesurées.

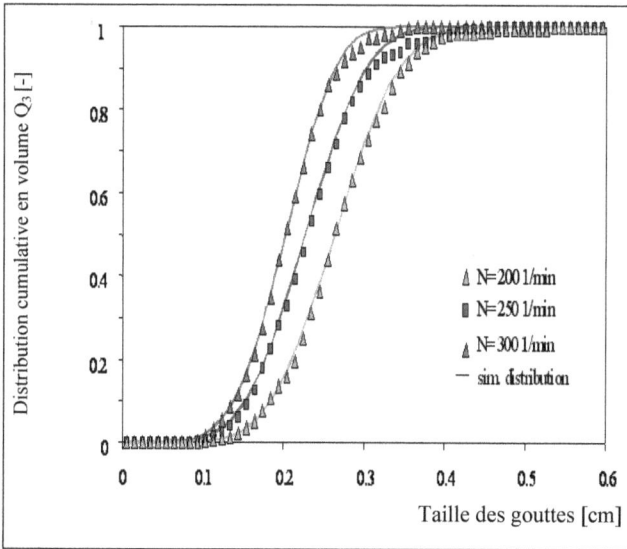

Figure 4.2. Optimisation des constantes de coalescence pour le système Toluène/Eau
(Q_c=100 l/h), Q_d =100 l/h) à 273K.

Dans l'intervalle des erreurs de l'expérience, les valeurs moyennes des paramètres de coalescence pour les gouttes déformables ou indéformables sont obtenues pour le système toluène/eau en utilisant l'algorithme de Rosenbrock comme le montre le tableau suivant :

Table 4.3. Les paramètres de l'efficacité et du taux de collision pour les gouttes déformables (D) et indéformables (N)

	Q_c [l/h]	Q_d [l/h]	N [rpm]	C_1	C_2	C_3	C_4	h [x 10^9]	λ	O.F.
D	100	50	300	0,001	-	-	0,057	-	-	0,002
D	100	50	450	0,001	-	-	0,011	-	-	0,04
D	100	50	250	0,001	-	-	0,049	-	-	0,02
D	100	112	300	0,001	-	-	0,049	-	-	0,65
Moy.	-	-	-	0,001	-	-	0,0415	0.94	0.48	-
N	100	50	300	-	0,013	300	-	-	-	0,236
N	100	50	450	-	0,019	300	-	-	-	0,132
N	100	50	250	-	0,004	300	-	-	-	0,041
N	100	112	300	-	0,002	300	-	-	-	0,015
Moy.	-	-	-	-	0,0095	300	-	8.95	0.17	-

Pour les gouttes déformables, les meilleurs paramètres obtenus en utilisant l'algorithme génétique sont c_1 =0.001 et c_4 = 0.041 pour le système toluène/eau et pour le système n-acétate de butyle /eau, sont c_1 = 0.010 et c_4 = 0.011, comme montré dans le tableau suivant:

Tableau 4.4. Résultats d'optimisation pour les systèmes toluène/eau et n-acétate de butyle/eau pour les gouttes déformables

System	Toluène/eau		n-Acétate de butyle/eau	
Population	10	20	10	20
ACCUMULATED STATISTICS	C_1 C_2 Fitness	C_1 C_2 Fitness	C_1 C_2 Fitness	C_1 C_2 Fitness
	1) .001 .041 .13611	1) .001 .041 .13655	1) .009 .011 .17599	1) .009 .011 .17568
	2) .001 .039 .13742	2) .001 .040 .13785	2) .010 .009 .17634	2) .009 .010 .17572
	3) .001 .040 .13928	3) .001 .041 .13492	3) .010 .010 .17684	3) .010 .011 .17653
	4) .001 .040 .13713	4) .001 .041 .13640	4) .009 .010 .17626	4) .010 .009 .17668
	5) .001 .040 .13871	5) .001 .039 .13551	5) .010 .010 .17668	5) .010 .010 .17630
	6) .001 .041 .13699	6) .001 .040 .13655	6) .009 .011 .17622	6) .010 .011 .17661
	7) .001 .040 .13669	7) .001 .039 .13669	7) .009 .010 .17614	7) .010 .010 .17653
	8) .001 .040 .13640	8) .001 .040 .13581	8) .009 .010 .17607	8) .010 .010 .17668
	9) .001 .041 .13756	9) .001 .039 .13785	9) .010 .011 .17637	9) .010 .011 .17672
	10) .001 .040 .13596	10) .001 .040 .13913	10) .009 .010 .17595	10) .009 .011 .17618
		11) .001 .039 .13814		11) .010 .010 .17645
		12) .001 .040 .13814		12) .010 .009 .17653
		13) .001 .040 .13742		13) .009 .009 .17595
		14) .001 .039 .13699		14) .009 .011 .17584
		15) .001 .040 .13566		15) .009 .010 .17599
		16) .001 .039 .13899		16) .009 .009 .17572
		17) .001 .039 .13669		17) .010 .010 .17645
		18) .001 .040 .13611		18) .009 .010 .17587
		19) .001 .040 .13871		19) .009 .011 .17603
		20) .001 .041 .13756		20) .009 .011 .17576
BEST SOLUTION	.001 .041	.001 .041	.010 .011	.010 .011
POPULATION STATISTICS AT LAST GENERATION				
MAXIMUM FITNESS AVERAGE FITNESS MINIMUM FITNESS NUMBER OF CROSSOVERS NUMBER OF MUTATIONS	.13928 .13722 .13596 500 5097	.13913 .13708 .13492 1000 10100	.17684 .17629 .17595 500 5097	.17672 .17621 .1756 1000 55334
Population	10	20	10	20
ACCUMULATED STATISTICS	C_1 C_2 Fitness	C_1 C_2 Fitness	C_1 C_2 Fitness	C_1 C_2 Fitness
	1) .001 .041 .13611	1) .001 .041 .13655	1) .009 .011 .17599	1) .009 .011 .17568
	2) .001 .039 .13742	2) .001 .040 .13785	2) .010 .009 .17634	2) .009 .010 .17572
	3) .001 .040 .13928	3) .001 .041 .13492	3) .010 .010 .17684	3) .010 .011 .17653
	4) .001 .040 .13713	4) .001 .041 .13640	4) .009 .010 .17626	4) .010 .009 .17668
	5) .001 .040 .13871	5) .001 .039 .13551	5) .010 .010 .17668	5) .010 .010 .17630
	6) .001 .041 .13699	6) .001 .040 .13655	6) .009 .011 .17622	6) .010 .011 .17661
	7) .001 .040 .13669	7) .001 .039 .13669	7) .009 .010 .17614	7) .010 .010 .17653
	8) .001 .040 .13640	8) .001 .040 .13581	8) .009 .010 .17607	8) .010 .010 .17668
	9) .001 .041 .13756	9) .001 .039 .13785	9) .010 .011 .17637	9) .010 .011 .17672
	10) .001 .040 .13596	10) .001 .040 .13913	10) .009 .010 .17595	10) .009 .011 .17618
		11) .001 .039 .13814		11) .010 .010 .17645
		12) .001 .040 .13814		12) .010 .009 .17653
		13) .001 .040 .13742		13) .009 .009 .17595
		14) .001 .039 .13699		14) .009 .011 .17584
		15) .001 .040 .13566		15) .009 .010 .17599
		16) .001 .039 .13899		16) .009 .009 .17572
		17) .001 .039 .13669		17) .010 .010 .17645
		18) .001 .040 .13611		18) .009 .010 .17587
		19) .001 .040 .13871		19) .009 .011 .17603
		20) .001 .041 .13756		20) .009 .011 .17576

La fiabilité de ces valeurs est testée dans les sections suivantes où elles sont utilisées pour calculer les paramètres clés pour le design des colonnes d'extraction liquide-liquide.

Pour chaque condition de fonctionnement et pour les systèmes étudiés (toluène/eau et n-acétate de butyle/eau), un ensemble de paramètre défini est obtenu. Les paramètres ne sont pas influencés par les conditions de fonctionnement, sont du même ordre de grandeur et sont spécifiques pour chaque système chimique. Par conséquent, la considération d'autres systèmes est nécessaire pour améliorer le modèle de coalescence. Cependant, en regard des limites de la précision expérimentale, les valeurs moyennes des paramètres obtenus, décrivent d'une manière satisfaisante, ces systèmes et ont été utilisées pour d'autres simulations.

4.2. Résultats de la modélisation des colonnes d'extraction liquide-liquide

Les résultats obtenus par le biais de la modélisation sont présentés et discutés selon trois parties. La première partie traite la validation du model de la probabilité de rupture en comparant les résultats issus du couplage entre la méthode de Galerkin et des volumes finis, avec les valeurs expérimentales et ce à différentes vitesses de rotation du rotor et différents taux de solvant dans la colonne RDC [33]. La seconde partie concerne la comparaison entre le comportement des deux types de colonne considérés (RDC et Kühni), mises dans les mêmes conditions opératoires et de fonctionnement. La dernière partie est une tentative de considération des différentes situations possibles d'écoulement par rapport au processus de coalescence pour les gouttes indéformables et déformables [8, 9].

Les simulations des opérations de ces deux types de colonnes sont basées sur les systèmes ternaires eau-acétone-toluène et eau-acétone-acétate de butyle qui sont recommandés comme systèmes test par la fédération européenne du génie chimique (EFCE) pour l'étude de l'extraction liquide-liquide [109, 110]. Cependant ce travail considère seulement la simulation de l'hydrodynamique, excluant le transfert de matière. Les propriétés physiques de l'eau, du toluène et du n-acétate de butyle sont données dans le tableau 4.2 avec l'eau comme phase continue et le toluène ou le n-acétate de butyle comme phase dispersée. Les conditions de fonctionnement et les dimensions de chacune des colonnes sont présentées dans le tableau 4.1.

Pour la première partie, le procédé de validation a été suivi par l'étude de l'influence des conditions de fonctionnement telles que le taux de solvant ou l'intensité de l'agitation sur les paramètres hydrodynamiques tels que le hold-up et le diamètre de Sauter.

Dans les Figures 4.3 et 4.4, les résultats de la simulation et les données expérimentales pour la colonne RDC sont présentés. La simulation inclue la dispersion axiale, la rupture et la coalescence. Le coefficient axial de dispersion pour la phase dispersée a été déterminé selon la corrélation de Rod [111]; et pour la phase continue, il est pris selon [112].

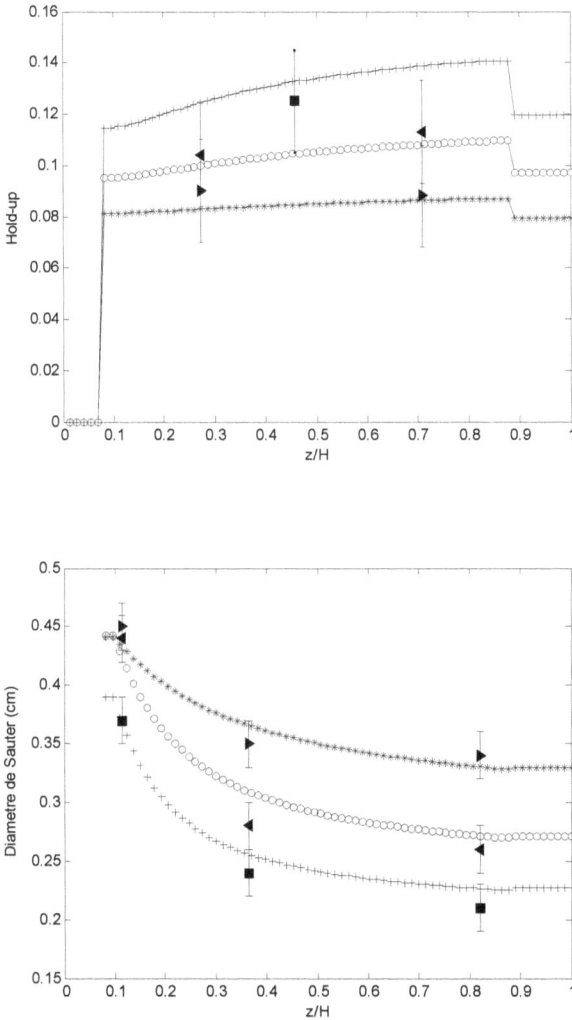

Figure 4.3. Comparaison entre les hold-up et les diamètres de Sauter simulés avec les valeurs expérimentales dans la colonne RDC. Influence de l'effet de l'agitation (QC=100 l/h, Qd=112 l/h), (250 r.p.m.-*- Sim. -▶- Exp.), (300 r.p.m. –O- Sim.-◀- Exp.)(350 r.p.m. -+- Sim. –■- Exp.).

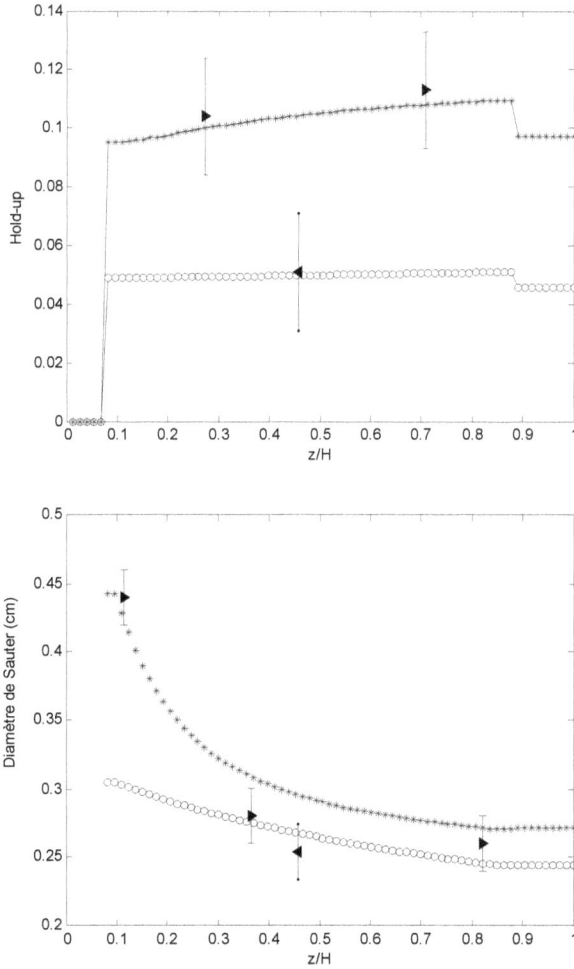

Figure 4.4. Comparaison entre les hold-up et les diamètres de Sauter simulés avec les valeurs expérimentales dans la colonne RDC. Influence de l'effet de solvent. (300 r.p.m), (Qc=100l/h, Qd=112 l/h) -*- Sim. - ▶- Exp., (Qc=100 l/h, Qd=56 l/h) –o- Sim. -◀- Exp.').

Clairement l'augmentation de la vitesse d'agitation encourage la rupture des gouttes et réduit considérablement leurs coalescences. Ceci a comme conséquence des gouttes avec des petites tailles moyennes et par conséquent une rétention considérable et des faibles diamètres de Sauter, comme l'illustre la figure 4.3. Sur la figure 4.4, on peut voir qu'une augmentation (Q_d=56 l/h, Q_d=112 l/h) du taux de solvant a également des effets significatifs sur la rétention et les profils de diamètre de Sauter. Plus le taux de solvant de la phase dispersée augmente, et plus les rétentions et les diamètres de Sauter sont plus élevés. De ces figures, on peut conclure que les résultats prévus pour la rétention et le diamètre de Sauter sont dans une concordance tout à fait acceptable avec les valeurs expérimentales.

Pour la deuxième partie de l'étude, et dans le cas d'une énergie de dissipation identique pour les deux colonnes (ε = 0.0788 (W/kg)) et approximativement dans les mêmes conditions des débits d'alimentations adoptés dans la figure 4.3, et des classes des diamètres des gouttes qui sont considérés. La figure 4.5 montre que la rétention et le diamètre de Sauter moyen sont

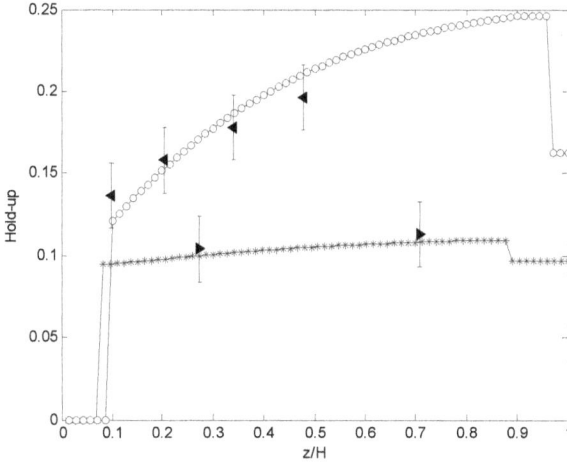

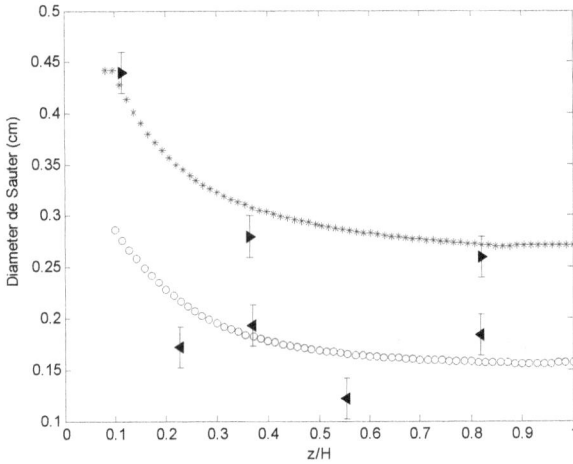

Figure 4.5. Hold–up et diamètres de Sauter, comparaison entre les valeurs simulées et expérimentales. RDC (-*- Sim. -▶- Exp.) et Kühni (-O- Sim. -◀- Exp.).

tracés en fonction de la hauteur adimensionnelle de la colonne. On peut voir que le profil de la rétention est plus efficace dans la colonne de Kühni que dans la colonne RDC. Le diamètre moyen de Sauter est plus faible avec la colonne de Kühni qui est plus efficace, et qui est en bon accord avec les valeurs expérimentales [33,113].

La Figure 4.6 montre les différentes dépendances de la probabilité de rupture $p/ (1-p)$ en fonction du nombre de Weber modifié. Elle indique une interprétation physique réaliste de la rupture selon les équations 2.23 et 2.30, pour les colonnes RDC et Kühni, respectivement ainsi que la dépendance entre la rupture et le nombre de Reynolds du rotor et les dimensions de la colonne qui peut être aussi examinée. Le calcul du rapport (D_C / H_C) pour les deux colonnes est de 0.2 et 0.45 pour la colonne RDC et la colonne Kühni, respectivement, correspondant à une augmentation de pente comme illustré par la figure 4.6. Le calcul de Re_R donne 20900 et 43900 pour la colonne Kühni et la colonne RDC, respectivement, et les différentes intensités d'écoulement peuvent être significatives dans les compartiments qui ont différentes géométries (Tableau 4.1). La figure 4.6 montre que la pente pour la colonne Kühni est plus grande que pour la colonne RDC. Ceci implique que la rupture est plus importante dans la colonne Kühni. Ce qui peut être également expliqué par les profils représentés au niveau de la figure 4.5.

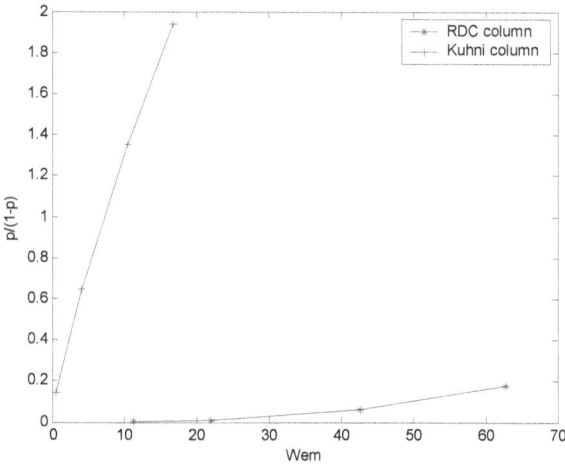

Figure 4.6. p/ (1-p) en fonction du nombre de Weber modifié dans les colonnes RDC et Kühni

Dans la troisième partie, la rétention et les profils des diamètres de Sauter sont représentés en fonction de la hauteur adimensionnelle de la colonne. La figure 4.7 concerne la colonne Kühni pour le cas des gouttes déformables avec une interface parallèle et partiellement mobile (cas visqueux).

Les figures 4.8, 4.9, 4.10 et 4.11 concernent le cas inertiel pour les deux systèmes pour des gouttes déformables et indéformables à interface partiellement mobile dans la colonne RDC. Les résultats obtenus pour les estimations des paramètres de coalescence avec les algorithmes de Rosenbrock et génétique sont représentés sur les figures 4.8 et 4.9 pour le premier et 4.10 et 4.11 pour le deuxième.

Différentes situations telles que la rupture seulement, la coalescence seulement et aucune rupture et coalescence sont considérées. Ces résultats peuvent être considérés comme une analyse de sensibilité du modèle basé sur le concept d'un bilan de population avec les paramètres qui en dérivent et la validation par les données expérimentales.

Le premier cas sans la coalescence et seulement la rupture mène à des plus petites gouttes qui ont des plus petites vitesses de glissement et un plus grand temps de séjour. Par conséquent la rétention dans la colonne augmente et le diamètre de Sauter diminue.

Pour le cas inverse, en l'absence de ruptures, les gouttes avec un grand diamètre sont plus présentes. Ceci mène à une rétention faible et à un diamètre plus élevé de Sauter comme le montre les figures 4.7, 4.8, 4.9 et 4.10.

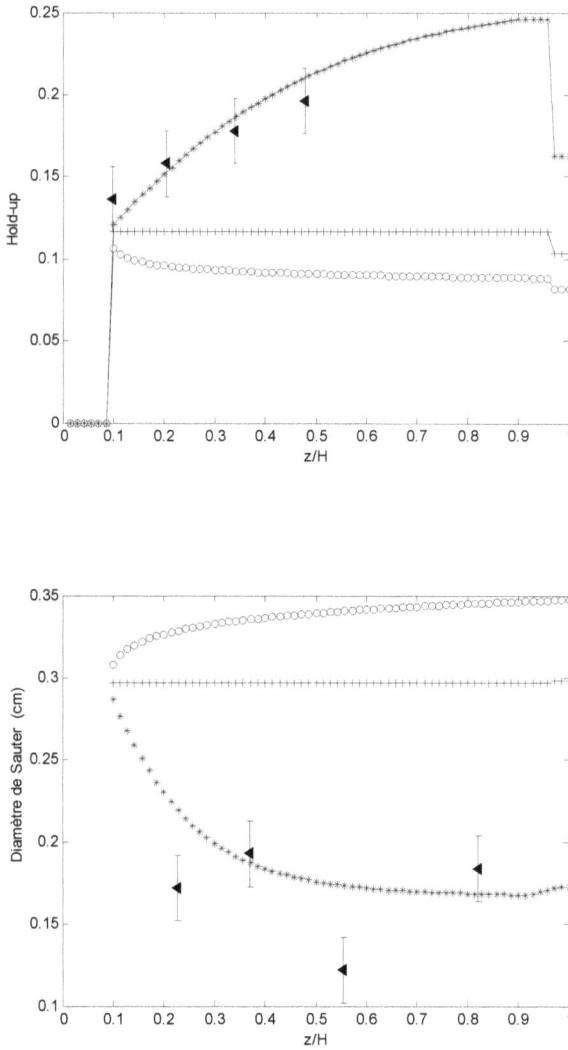

Figure 4.7. Influence de la rupture et de la coalescence sur le hold-up et les diamètres de Sauter dans la colonne Kühni (-*- Sim. -◄- Exp. rupture), (-O- Sim. coalescence), (-+- Sim. Pas de rupture et coalescence) ε =0.0788 W/kg, (Qc=125 l/h, Qd=130 l/h).

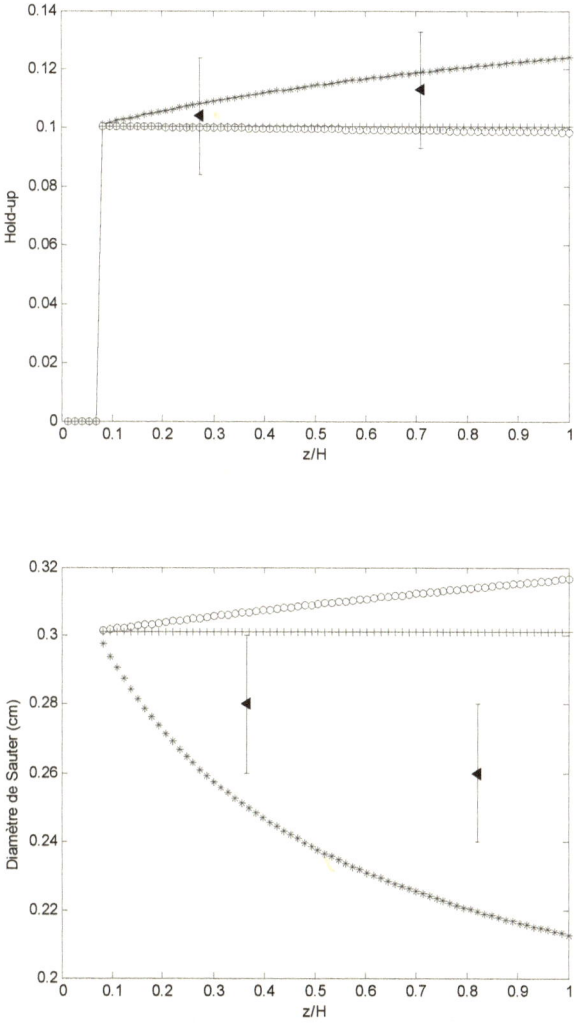

Figure 4.8. Influence de la rupture et de la coalescence sur le hold-up et les diamètres de Sauter dans la colonne RDC N=300 r.p.m. (Qc=100 l/h, Qd=112 l/h) (-*- Sim. -◄- Exp Rupture), (-O- Sim. coalescence), (-+- Sim. Pas de rupture et de coalescence)

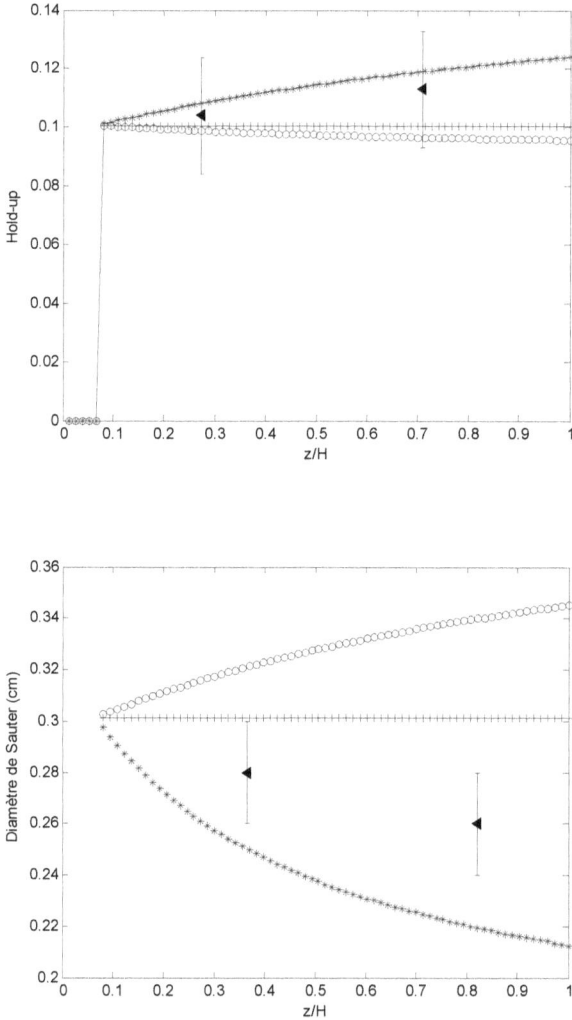

Figure 4.9 Influence de la rupture et de la coalescence sur le hold-up et les diamètres de Sauter dans la colonne RDC N=300 r.p.m. (Qc=100 l/h, Qd=112 l/h) (-*- Sim. -◄- Exp Rupture), (-O- Sim. coalescence), (-+- Sim. Pas de rupture et de coalescence)

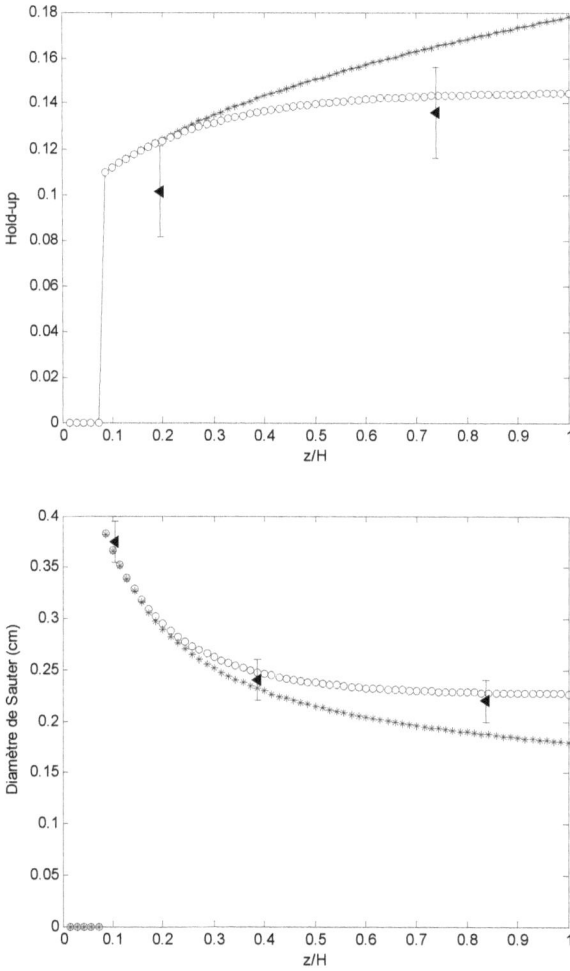

Figure 4.10. Influence de la rupture et de la coalescence sur les hold-up et les diamètres de Sauter pour le système toluène/eau. N=350 r.p.m. (Qc=100 l/h, Qd=112 l/h). (-O- Sim. -◄- Exp. Rupture et coalescence), (-*- Sim. Rupture)

La figure 4.11 montre l'influence de l'effet d'agitation sur le hold-up et le diamètre de Sauter comme déjà discuter dans la première partie de cette étude.

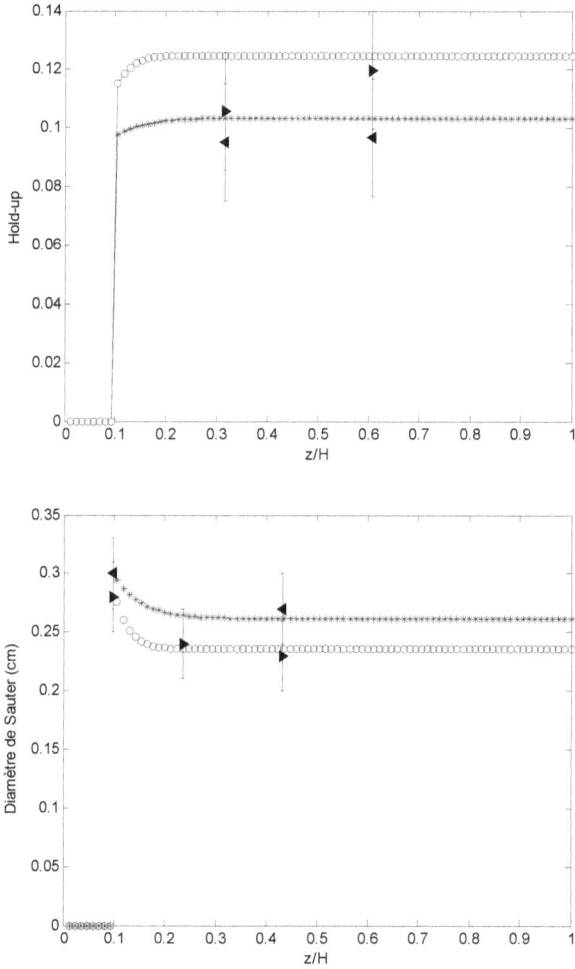

Figure 4.11. Comparaison entre les hold–up et les diamètres de Sauter simulés avec les valeurs expérimentales pour le système n- acétate de butyle/eau. Influence de l'effet d'agitation (Qc=100 l/h, Qd=112 1/h), (250 r.p.m.-O- Sim. -►- Exp.), (200 r.p.m. –*- Sim.-◄- Exp.)

4.3 Références citées dans le chapitre IV

[8] A.K. Chesters, *Trans. IchemE* 1991, *69*, 259.

[9] R.H. Davis, J.A. Schonberg, and J.M. Rallison, *Phys. Fluids A1* 1989, *77* (1).

[33] G. Modes, *Grundsätzliche Studie zur Populationsdynamik Extraktionskolonne auf Basis von Einzeltropfenuntersuchungen.* Shaker Verlag 2000, Aachen.

[74] M. Attarakih, H.-J. Bart, N. M. Faqir, *Solution of the population balance equation for liquid-extraction columns using a generalized fixed-pivot and central difference schemes.* in European Symposium on Computer Aided Process Engineering. Kraslawski, A. & Turunen, I. (Eds). *Elsevier*, Amsterdam 2003, *13*, 557.

[106] Goldberg, D. E. (1989). Genetic algorithms in searching, optimization, and machine learning (p. 1989). Reading, MA: Addison-Wesley.

[107] H.H. Rosenbrock. *Comp. J.* 1960, 175.

[108] L. Lagar Garcia, *Studienarbeit*, TU Kaiserslautern 2003.

[109] T. Misek, R. Berger, J. Schröter, *Standard Test Systems for Liquid Extraction*, The Inst. Chem. Engineers, Rugby, 1978 (http://www.icheme.org/learning/:Feb 2002).

[110] H.J. Bart, T. Misek, M.J. Slater, J. Schröter, B. Wachter, *Recommended Systems for Liquid Extraction Studies*, in Liquid-Liquid Extraction Equipment, J.C. Godfrey and M.J. Slater, (eds), John Wiley & Sons, London 1994.

[111] V. Rod, Coll. *Czech. Chem. Commun.* 1968, *33*, 2855.

[112] A. Kumar, S. Hartland, *Empirical prediction of operating variables*, in: Liq.-Liq. Extraction Equipment, J.G. Godfrey, M.J. Slater, (eds.), J. Wiley & Sons, Chichester, 1994, 625.

[113] Zamponi, *Das dynamische Verhalten einer gerührten Solventextraktionskolonne.*Shaker Verlag, Aachen 1996.

CONCLUSION GENERALE

Les corrélations de rupture des gouttes déterminées précédemment par l'écoulement de cisaillement en utilisant le model de la goutte unique pour des géométries de la colonne RDC et la colonne Kühni qui peuvent être mises en application dans un modèle de bilan de population de gouttes. Ceci donne une occasion de simuler le comportement hydrodynamique des colonnes pilotes sans des paramètres ajustables. La comparaison entre les deux types de colonnes dans la même gamme d'énergie de dissipation donne une rétention plus élevé pour la colonne Kühni que pour la colonne RDC, inversement pour le diamètre de Sauter. Ceci peut être expliqué par le fait que l'efficacité des turbines de la colonne Kühni est plus haute que celle des disques de la colonne RDC, et ceci est un résultat raisonnable.

La simulation de l'hydrodynamique des colonnes d'extractions a besoin de la connaissance de la dispersion axiale, de la vitesse de glissement des phases pour une certaine géométrie de colonne et des phénomènes d'interactions des gouttes, qui est la rupture et la coalescence. Pour les colonnes d'extractions Kühni et RDC les relations hydrodynamiques standard publiées pour la dispersion axiale des deux phases et de la vitesse de glissement ont été employées jusqu'ici. La rupture des gouttes a été calculée sur la base d'un nombre de Weber modifié par Cauwenberg et autres [31] et adaptés pour des géométries spécifique des colonnes par Modes [33] et Simon et autres [103, 104]. Une nouvelle tentative a été développé est d'évalué l'hydrodynamique de l'essaim des gouttes dans ces deux colonnes d'extractions agitées en utilisant des modèles de coalescence basés sur le drainage du film pour des gouttes indéformables et déformables avec des interfaces partiellement mobiles à l'aide de l'approximation de lubrification de Chesters [8]. Dans le domaine des expériences on l'a constaté que les valeurs obtenues des paramètres de coalescence décrivent d'une manière satisfaisante les systèmes toluène/eau et n-butylacetate/eau.

L'analyse inclut aussi une comparaison aux mêmes conditions opératoires des colonnes. L'énergie de dissipation indique des différentes efficacités des deux colonnes. Une analyse de sensibilité tenant compte de la coalescence ou de la rupture ou ni l'un ni l'autre de elles ci, indique l'influence du système chimique utilisé dans deux géométries différentes. Cependant, ce travail est nécessaire pour obtenir une plus grande base de données avec différents systèmes EFCE pour les systèmes d'essais test, où le isodedecane/eau est un candidat à l'essai pour sa grande viscosité.

Dans cette thèse on a exploré l'utilisation de l'algorithme génétique à fin d'estimer les paramètres de coalescence pour l'extraction liquide-liquide. L'approche systématique de l'algorithme génétique pour résoudre le problème inverse a été proposée et mis en application. Les résultats ont prouvé que la méthode de l'AG a éliminé des calculs complexes et s'est avérée être un outil pertinent dans le calcul de ces paramètres.

Dans cette thèse un algorithme intégré d'optimisation-simulation a été développé à, inversement, estimez les paramètres de coalescence et avez été appliqué à la simulation d'hydrodynamique basée sur le modèle de bilan de population de gouttes dans l'écoulement liquide–liquide diphasiques pour deux systèmes. L'algorithme tient compte du calcul des dérivés de la solution en ce qui concerne les coefficients empiriques du modèle. Dès que les dérivés paramétriques seront connus, une méthode d'algorithme génétique d'optimisation efficace peut être employée pour réduire au minimum la différence entre les résultats observés et numériques, c'est-à-dire, les paramètres empiriques inconnus du modèle peuvent être extraits à partir des données expérimentales disponibles. Cent itérations de l'algorithme génétique sont exigées pour identifier les coefficients inconnus. Les coefficients identifiés sur la base d'un ensemble de données expérimentales peuvent être employés pour prévoir le comportement de ces deux systèmes dans différentes conditions d'exécution.

L'algorithme proposé fournit également des informations au sujet de la sensibilité de la solution aux paramètres du modèle; cette information peut être employée pour décider quels paramètres doivent être identifiés dans la meilleure solution.

Actuellement, cet outil pour la simulation permet une interprétation et une compréhension des divers phénomènes implicites dans les opérations des colonnes d'extractions liquide-liquide et essentiellement pour le calcul de dimensionnements de ces appareils.

REFERENCES BIBLIOGRAPHIQUES

[1] H. W. Brandt, K.-H. Reissinger and J. Schröter, *Chem. Eng. Tech.* 1978, *50*, 345.

[2] T. C. Lo, M. H. I. Baird and C. Hanson, Eds., *Handbook of Solvent Extraction.* J. Wiley & Sons, New York 1983.

[3] J. C. Godfrey and M. J. Slater, Eds., *Liquid-Liquid Extraction Equipment.* J. Wiley & Sons, Chichester 1994.

[4] L. A. Robins and R. W. Cusack, *Liquid-Liquid Extraction Operations and Equipment.* Perry's Chemical Engineers' Handbook. R. H. Perry and D. W. Green, Eds. New York, McGraw Hill 1997, 15/1.

[5] T. Kronberger, A. Ortner, W. Zulehner, H.J. Bart, *Computers Chem. Eng.* 1995, *19, 639.*

[6] C. Tsouris, L.L. Tavlarides, *AIChE J.* 1994, *40, 395.*

[7] C. Tsouris, L.L. Tavlarides, *Chem. Eng. Sci.* 1993, *48*, 1503.

[8] A.K. Chesters, *Trans. IchemE* 1991, *69*, 259.

[9] R.H. Davis, J.A. Schonberg, and J.M. Rallison, *Phys. Fluids A1* 1989, *77* (1).

[10] M. Simon, H.-J. Bart, *Chem. Eng.Technol.* 2002, 25, 481.

[11] Hulbert, H., & Katz, S. (1964). Some problems in particle technology. A statistical mechanical formulation. *Chem. Eng. Sci.*, 19, 555-574.

[12] Valentas, K. J., & Amundson, A. R. (1966). Breakage and coalescence in dispersed phase systems. *Ind.Eng. Chem. Fundam.*, **5**, 533-542.

[13] Motz, S., Mitrovic, A., & Gilles, E.-D. (2002). Comparison of numerical methods for the simulation of dispersed phase systems. *Chem. Eng. Sci.*, 57, 4329-4344.

[14] Puel, F., Fevotte, G., & Klein, J. P. (2003). Simulation and analysis of industrial crystallization processes through multidimensional population balance equations. Part 1: a resolution algorithm based on the method of classes. *Chem. Eng. Sci.*, **58**, 3715-3727.

[15] Campos, F. B., & Lage, P. L. C. (2003). A numerical method for solving the transient multidimensional population balance equation using Euler-Lagrange formulation. *Chem. Eng. Sci.*, **58**, 2725-2744.

[16] Modes, G., Bart, H.-J., Rodrigue-Perancho, D., & Broder, D. (1999). Simulation of the fluid dynamics of solvent extraction columns from single droplet parameters. *Chem. Eng. Tech.*, 22, 231-236.

[17] Gerstlauer, A., (1999): Herleitung und Reduktion populationsdynamischer Modelle am Beispiel der Fluessig-Fluessig-Extraktion. Fortschritt-Berichte VDI Reihe, 3, 612.

[18] Coulaloglou, C. A. , & Tavlarides, L. L. (1977). Description of interaction processes in agitated liquidliquid dispersions. *Chem. Eng. Sci.*, 32, 1289-1297.

[19] Chatzi, E. , & Lee, J. M. (1987). Analysis of interactions for liquid-liquid dispersions in agitated vessels.*Ind. Eng. Chem. Res.*, 26, 2263-2267.

[20] Alatiqi, I., Aly, G., Mjalli, F., & Mumford, C. J. (1995). Mathematical modeling and steady-state analysis of a Scheibel extraction column. *Can. J. Chem. Eng.*, 73, 523-533.

[21] Weinstein, O., Semiat, R., & Lewin, D. R. (1998). Modeling, simulation and control of liquid-liquid extraction columns. *Chem. Eng. Sci.*, 53, 325-339.

[22] Al Khani, S. D., Gourdon, C., & Casamatta, G. (1988). Simulation of hydrodynamics and mass transfer of disks and rings pulsed column. *Ind. Eng. Chem. Res.*, 27, 329-333.

[23] Tsouris, C., Kirou, V. I., & Tavlarides, L. L. (1994). Drop size distribution and hold-up profiles in a multistage extraction column. *AIChE J.*, 40, 407-418.

[24] Alopaeus, V., Koskinen, J., Keskinen, K. I., & Majander, J. (2002). Simulation of the population balances for liquid-liquid systems in a no ideal stirred tank: Part 2- parameter fitting and the use of multiblockmodel for dense dispersions. *Chem. Eng. Sci.*, 57, 1815-1825.

[25] Kentish, S. E., Stevens, G. W., & Pratt, H. R. C. (1998). Estimation of coalescence and breakage rate constants within a Kühni column. *Ind. Eng. Chem. Res.*, 37, 1099-1106.

[26] Steiner, L., Bamelli, M., & Hartland, S. (1999). Simulation of hydrodynamic performance of stirred extraction column. *AIChE J.*, 45, 257-267.

[27] Casamatta, G., & Vogelpohl, A. (1985). Modelling of fluid dynamics and mass transfer in extraction columns. *Ger. Chem. Eng.*, 8, 96-103.

[28] Al Khani, S. D., Gourdon, C., & Casamatta, G. (1989). Dynamic and steady-state simulation of hydrodynamics and mass transfer in liquid-liquid extraction column. *Chem. Eng. Sci.*, 44, 1295-1305.

[29] Cabassud, M., Gourdon, C., & Casamatta, G. (1990). Single drop break-up in a Kühni column. *Chem.Engng. J.*, 44, 27-41.

[30] Mohanty, S. (2000). Modeling of liquid-liquid extraction column: A review. *Rev. Chem. Eng.*, 16, 199-248.

[31] Cauwenberg, V., Degreve, J., & Slater, M. J. (1997). The interaction of solute transfer, contaminants and drop break-up in rotating disc contactors: Part I. Correlation of drop breakage probabilities. *Can. J. Chem. Eng.*, 75, 1046-1055.

[32] Colella, D., Vinci, D., Bagatin, R., & Masi, M. (1999). A study on coalescence and breakage mechanisms in three different bubble columns. *Chem. Eng. Sci.*, 54, 4767-4777.

[33] Modes, G., (2000): Grundsatzliche Studie zur Populationsdynamik einer Extraktionskolonne auf Basis von Einzeltropfenuntersuchungen, Dissertation, Shaker Verlag.

[34) Biggs, C. A., & Lant, P. A. (2002). Modelling activated sludge flocculation using population balances. *Powder Tech.*, 14, 201-211.

[35] Bart, H.-J. (2003). Reactive extraction in stirred columns: A review. *Chem. Eng. Tech.*, 26, 723-731.

[36] Desnoyer, C., Masbernat, O., & Gourdon, C. (2003). Experimental study of drop size distribution at high phase ratio in liquid-liquid dispersions. *Chem. Eng. Sci.*, 58, 1353-1363.

[37] Mignard, D., Amin, L., & Ni, X.-D. (2003). Population balance modelling of droplets in an oscillatory baffled reactor- using direct measurements of breakage rates constants. *J. Chem. Technol. Biotechnol.*,78, 364-369.

[38] Schmidt, S., Simon, M., & Bart, H-J. (2003). Tropfenpopulationsmodellierung-Einfluss von Stoffsystem und technischen Geometrien. *Chemie Ingenieur Technik*, 75, 62-67.

[39] Gelbard, F. , & Seinfeld, J. H. (1978). Numerical solution of the dynamic equation for particulate systems. *J. Comput. Phys.*, 28, 357-375.

[40] Gelbard, F., Tambour, Y., & Seinfeld, J. H. (1980). Sectional representation of simulating aerosol dynamics. *J. Colloid & Interface Sci.*, 76, 541-556.

[41] Sastry, K. V. S. , & Gaschignard, P. (1981). Discretization procedure for the coalescence equation of particulate process. *Ind. Eng. Chem. Fundam.*, 20, 355-361.

[42] Guimaraes, M. M., Cruz-Pinto, J. J. C., Regueiras, P. F. R., & Madureira, C. M. N. (1992). The simulation of interacting liquid-liquid dispersions- A new algorithm and its potentiality. Sekine T.(Ed.), *Solvent extraction 1990*, Part B, p. 1241-1246, Elsevier, Amsterdam .

[43] Hounslow, M. J. (1990). A discretized population balance for continuous systems at a steady state. *AIChE J.*, 36, 106-116.

[44] Kronberger, T., Ortner, A., Zulehner, W., & Bart, H.-J. (1994) Numerical determination of drop size distribution in extraction columns. Fasano A. (Ed.), *7th European Conference on Mathematics in Industry*, p. 247-254, B. G. Teubner Stuttgart.

[45] Hill, P. J. , & Ng, K. M. (1995). New discretization procedure for the breakage equation. *AIChE J.*, 41, 1204-1216.

[46] Kronberger, T., (1995): Numerische Simulation von Tropfenpopulationen in Extraktionskolonnen, Dissertation, Johannes Kepler Universitat Linz, Linz 1995.

[47] Ribeiro, L. M., Regueiras, P. F. R., Guimaraes, M. M. L., Madureira, C. M. C., & Cruz-Pintu, J. J. C.(1995). The dynamic behavior of liquid-liquid agitated dispersions-I. The hydrodynamics. *Comput.Chem. Eng.*, 19, 333-343.

[48] Zimmermann, A., Joulia, X., Gourdon, C., & Gorak, A. (1995). Maxwell-Stefan approach in extractor design. *Chem. Eng. J.*, 57, 229-236.

[49] Hill, P. J., & Ng, K. M. (1996). New discretization procedure for the agglomeration equation. *AIChE J.*, 42, 727-741.

[50] Kumar, S., & Ramkrishna, D. (1996a). On the solution of population balance equations by discretization-I. A fixed-pivot technique. *Chem. Eng. Sci.*, 51, 1311-1332.

[51] Kumar, S., & Ramkrishna, D. (1996b). On the solution of population balance equations by discretization-II. A moving pivot technique. *Chem. Eng. Sci.*, 51, 1333-1342.

[52] van Peborgh Gooch, J. R. , & Hounslow, M. J. (1996). Monte Carlo simulation of size-enlargement mechanics in crystallization. *AIChE J.*, 42, 1864-1874.

[53] Zamponi, G., Stichlmair, J., Gerstlauer, A., & Gilles, E.-D. (1996). Simulation of the transient behaviour of a stirred liquid/liquid extraction column. *Comput. Chem. Eng.*, 20, S963-S968.

[54] Kumar, S., & Ramkrishna, D. (1997). On the solution of population balance equations by discretization-III. Nucleation, growth and aggregation of particles. *Chem. Eng. Sci.*, 52, 4659-4679.

[55] Hill, P. J. , & Ng, K. M. (1997). Simulation of solids processes accounting for particle -size distribution.*AIChE J.*, 43, 715-726.

[56] Liou, J.-J., Srienc, F., & Fredrickson, A. G. (1997). Solutions of population balance models based on a successive generations approach. *Chem. Eng. Sci.*, 52, 1529-1540.

[57] Ribeiro, L. M., Regueiras, P. F. R., Guimaraes, M. M. L., Madureira, C. M. N., & Cruz-Pinto, J. J. C. (1997). The dynamic behavior of liquid-liquid agitated dispersions II. Coupled hydrodynamics and mass transfer. *Comput. Chem. Eng.*, 21, 543-558.

[58] Song, M., Steif, A., & Weinspach, P.-M. (1997). A very effective method to solve the population balance equation with particle size growth. *Comput. Chem. Eng.*, 52, 3493-3498.

[59] Nicmanis, M., & Hounslow, M. J. (1998). Finite-element methods for steady-state population balance equations. *AIChE J.*, 44, 2258-2272.

[60] Toutain, J., « Approche Maxwell-Stefan couplée à un modèle de population de gouttes pour la simulation dynamique d'une colonne pulsée d'extraction liquide-liquide», Thèse de Docteur ès Sciences, INP Toulouse, (1998).

[61] Vanni, M. (1999). Discretization procedure for the breakage equation. *AIChE J.*, 45, 916-919.

[62] Bennett, M. K. , & Rohani, S. (2001). Solution of population balance equations with a new combined Lax-Wendroff/ Crank-Nicholson method. *Chem. Eng. Sci.*, 56, 6623-6633.

[63] Liu, Y., & Cameron, T. (2001). A new wavelet-based method for the solution of the population balance equation. *Chem. Eng. Sci.*, 56, 5283-5294.

[64] Vanni, M. (2000). Approximate population balances equations for aggregation-breakage processes. *J.Coll. Int. Sci.*, 221, 143-160.

[65] Lee, G., Yoon, E. S., Lim, Y. I., Le Lann, J. M., Meyer, X. M., & Joulia, X. (2001). Adaptive mesh method for the simulation of crystallization processes including agglomeration and breakage: the potassium sulfate system. *Ind. Eng. Chem. Res.*, 40, 6228-6235.

[66] Wulkow, M., Gerstlauer, A., & Nieken, U. (2001). Modeling and simulation of crystallization process using parsival. *Chem. Eng. Sci.*, 56, 2575-2588.

[67] Diemer, R. B. , & Olson, J. H. (2002a). A moment methodology for coagulation and breakage problems: Part 1- analytical solution of the steady-state population balance. *Chem. Eng. Sci.*, 57, 2193-2209.

[68] Diemer, R. B., & Olson, J. H. (2002b). A moment methodology for the coagulation and breakage problems: Part 2-moment models and distribution reconstruction. *Chem. Eng. Sci.*, 57, 2211-2228.

[69] Lim, Y. I., Le Lann, J. M., Meyer, X. M., Joulia, X., Lee, G., & Yoon, E. S. (2002). On the solution of population balance equations (PBE) with accurate front tracking methods in practical crystallization processes. *Chem. Eng. Sci.*, 57, 3715-3732.

[70] Mahoney, A. W., & Ramkrishna, D. (2002). Efficient solution of population balances equations with discontinuities by finite elements. *Chem. Eng. Sci.*, 57, 1107-1119.

[71] Motz, S., Mitrovic, A., & Gilles, E.-D. (2002). Comparison of numerical methods for the simulation of dispersed phase systems. *Chem. Eng. Sci.*, 57, 4329-4344.

[72] Verkoeijen, D., Pauw, G. A., Meesters, G. M. H., & Scarlett, B. (2002). Population balances for particulate processes- a volume approach. *Chem. Eng. Sci.*, 57, 2287-2303.

[73] Attarakih, M. M., Bart, H. J., & Faqir, N. M. (2003a). Optimal moving and fixed grids for the solution of discretized population balances in batch and continuous systems: droplet breakage. *Chem. Eng. Sci.*, 58, 1251-1269.

[74] Attarakih, M. M., Bart, H.-J., & Faqir, N. M. (2003b). Solution of the population balance equation for liquid-liquid extraction columns using a generalized fixed-pivot and central difference schemes. in European Symposium on Computer Aided Process Engineering. Kraslawski, A. & Turunen, I. (Eds). *Elsevier*, Amsterdam 2003, *13*, 557.

[75] Kraslawski, A. & Turunen, I. (Ed.), *European symposium on computer aided process engineering-13*, Computer-aided chemical engineering 14 (pp. 557-562). Elsevier, Amsterdam.

[76] Campos, F. B., & Lage, P. L. C. (2003). A numerical method for solving the transient multidimensional population balance equation using Euler-Lagrange formulation. *Chem. Eng. Sci.*, 58, 2725-2744.

[77] Goodson, M., & Kraft, M., (2003): Stochastic simulation of coalescence and breakage processes: a practical study. Preprint No. 9, pp. 1-30. Cambridge center for computational chemical engineering, Cambridge.

[78] Ribeiro, L. M., Regueiras, P. F. R., Guimaraes, M. M. L., Madureira, C. M. C., & Cruz-Pintu, J. J. C. (1995). The dynamic behavior of liquid-liquid agitated dispersions-I. The hydrodynamics. *Comput.Chem. Eng.*, 19, 333-343.

[79] Gerstlauer, A., (1999): Herleitung und Reduktion populationsdynamischer Modelle am Beispiel der Fluessig-Fluessig-Extraktion. Fortschritt-Berichte VDI Reihe, 3, 612.

[80] Randolph, A. D. , & Larson, M. A. (1988). *Theory of particulate process*. 2nd Ed. San Diego: Academic Press.

[81] Ramkrishna, D. (2000). *Population balances: Theory and applications to particulate systems in engineering*. San Diego: Academic Press.

[82] Ramkrishna, D. (1985). The status of population balances. *Rev. Chem. Eng.*, 5, 49-95.

[83] Kostoglou, M. , & Karabelas, A. J. (1994). Evaluation of zero order methods for simulating particle coagulation. *J. Colloid Interface Sci.*, 163, 420-431.

[84] Thornton J. D., « Spray liquid-liquid extraction column: Prediction of limiting hold-up and flooding rates », Chem. Eng. Science, Vol. 5, pp. 201, (1956).

[85] Miyauchi T., Vermeulen T., « Longitudinal dispersion in two-phase continuous-flow operations », Ind.Eng.Chem.Fund. Vol.2; pp.113, (1963).

[86] Korchinsky W., Chartres R.H., « Modelling of liquid-liquid extraction columns: Predicting the influence of drop size distribution », AIChE, Vol. 53, pp. 247, (1975)

[87] Casamatta G., « Comportement de la population de gouttes dans une colonne d'extraction : Transport, rupture, coalescence et transfert de matière », Thèse de Docteur ès Sciences, INP Toulouse, (1981).

[88] Gourdon C., « Les colonnes d'extraction par solvant : Modèles et comportement », Thèse de Docteur ès Sciences, INP Toulouse, (1989).

[89] Haverland H., « Untersuchungen zur Tropfendispergierung in flüssigkeitspulsierten Siebboden-Extraktionskolonnen », Disssertation TU Clausthal, (1988).

[90] Hussain A.A., Liang T.B., Slater M.J., « Characteristic velocity of drops in liquid-liquid extraction pulsed sieve-plate column », Chem. Eng. Res. Des., Vol.66, n°6, pp.541, (1988).

[91] Bardin N., «Simulations et expériences Lagrangiennes d'écoulements diphasiques dans les colonnes pulsées à garnissage disques-couronnes », Thèse de Doctorat, INP Toulouse, (1998).

[92] Pratt H.R.C., Glayer R., Roberts N.W., « Liquid-liquid extraction. Part IV : a further study of hold-up in packed columns », Trans.Inst. Chem.Eng., Vol. 31, (1953).

[93] J.C. Godfrey, M.J. Slater, *Trans. IchemE*, 1991, *69*, 130.

[94] J. Fang, J.C. Godfrey, Z.Q. Mao, M.J. Slater and C. Gourdon, *Chem. Eng. Technol.* 1995, *18*, 41.

[95] R. Gayler, N.W. Roberts, H.R.C. Pratt, *Trans. Am. Inst. Chem. Eng.* 1953, 31, 57.

[96] Eid K.M., »Etude de la rupture des gouttes dans une colonne pulsée », Thèse de Doctorat, INP Toulouse, (1984).

[97] Jares J., Prochazka J., « Break-up of droplets in Karr reciprocating plate extraction columns », Chem.Eng.Science, Vol.42, n°2, pp.283, (1987).

[98] M. Simon, S.A. Schmidt, H.-J. Bart, *Chem. Eng. Tech.* 2002, 74, 247.

[99] A.M. Kamp, A.K. Chesters, C. Colin, J. Fabre, *Int. J. Multiphase Flow* 2001, *27,* 1363.

[100] R.M. Thomas, *Int. J .Multiphase Flow* 1981, *7*, 709.

[101] K. Shimizu, S. Takada, K. Minekawa, Y. Kawase, *Chem. Eng. J.* 2000, *78*, 21.

[102] A. Kumar, S. Hartland, *Ind. End. Chem. Res.* 1996, *35*, 2682.

[103] Simon, M., Bart, H.-J., (2001). Experimentelle Untersuchung zur Koaleszenz in Flüssig/Flüssig-Systemen, *Chem. Ing. Tech.*, 73, 988-992.

[104] Simon, M., Schmidt, S., Bart, H.-J., (2003). The droplet population balance model-Estimation of breakage and coalescence, *Chem. Eng. Technol.*, 26, 745-750.

[105] A. W. Mahoney, D. Ramkrishna, "Inverse Problem Modeling of Agglomeration, » Paper No.17d, A.I.Ch.E. Annual Meeting 2000, Los Angeles, November 12-17, 2000.

[106] Goldberg, D. E., Genetic algorithms in searching, optimization, and machine learning (p. 1989). Reading, MA: Addison-Wesley.

[107] H.H. Rosenbrock. *Comp. J.* 1960, 175.

[108]] L. Lagar Garcia, *Studienarbeit*, TU Kaiserslautern 2003.

[109] T. Misek, R. Berger, J. Schröter, *Standard Test Systems for Liquid Extraction*, The Inst. Chem. Engineers, Rugby, 1978 (http://www.icheme.org/learning/:Feb 2002).

[110] H.J. Bart, T. Misek, M.J. Slater, J. Schröter, B. Wachter, *Recommended Systems for Liquid Extraction Studies*, in Liquid-Liquid Extraction Equipment, J.C. Godfrey and M.J. Slater, (eds), John Wiley & Sons, London 1994.

[111] V. Rod, Coll. *Czech. Chem. Commun.* 1968, *33*, 2855.

[112] A. Kumar, S. Hartland, *Empirical prediction of operating variables*, in: Liq.-Liq. Extraction Equipment, J.G. Godfrey, M.J. Slater, (eds.), J. Wiley & Sons, Chichester, 1994, 625.

[113] Zamponi, *Das dynamische Verhalten einer gerührten Solventextraktionskolonne*.Shaker Verlag, Aachen 1996.

ANNEXE I

CALCUL DE LA VITESSE DE CHUTE

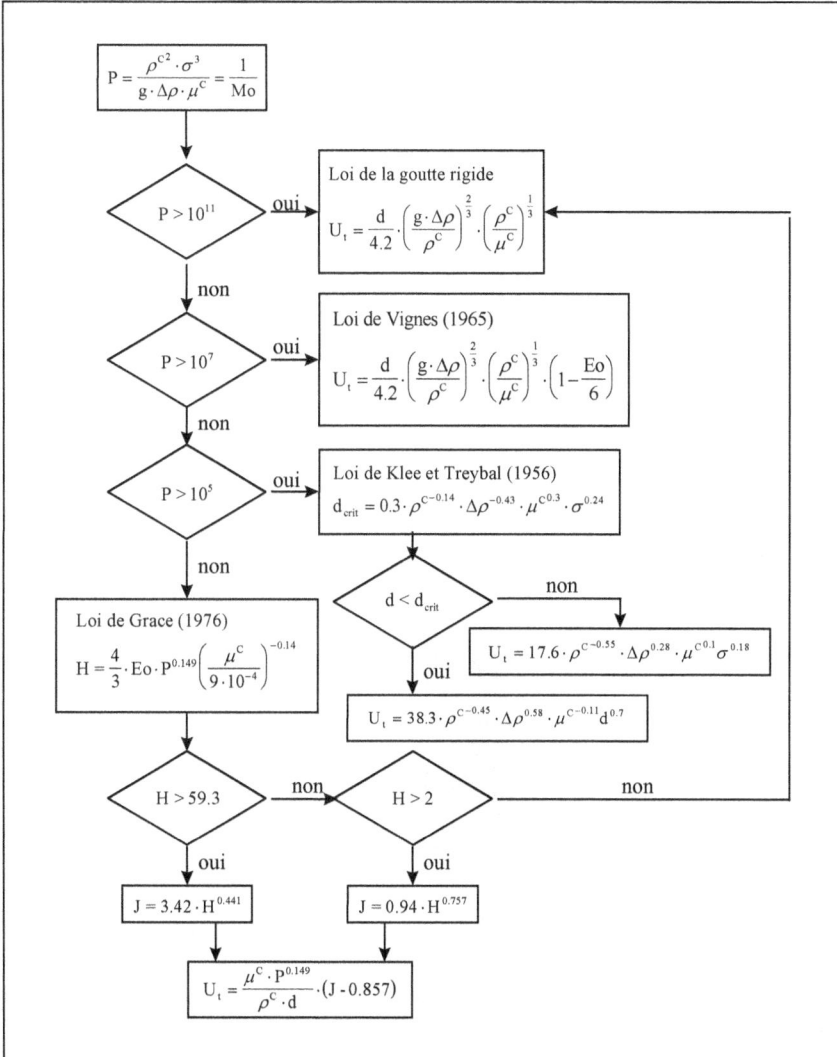

$$P = \frac{\rho^{C2} \cdot \sigma^3}{g \cdot \Delta\rho \cdot \mu^C} = \frac{1}{Mo}$$

$P > 10^{11}$ —oui→

Loi de la goutte rigide
$$U_t = \frac{d}{4.2} \cdot \left(\frac{g \cdot \Delta\rho}{\rho^C}\right)^{\frac{2}{3}} \cdot \left(\frac{\rho^C}{\mu^C}\right)^{\frac{1}{3}}$$

non

$P > 10^7$ —oui→

Loi de Vignes (1965)
$$U_t = \frac{d}{4.2} \cdot \left(\frac{g \cdot \Delta\rho}{\rho^C}\right)^{\frac{2}{3}} \cdot \left(\frac{\rho^C}{\mu^C}\right)^{\frac{1}{3}} \cdot \left(1 - \frac{Eo}{6}\right)$$

non

$P > 10^5$ —oui→

Loi de Klee et Treybal (1956)
$$d_{crit} = 0.3 \cdot \rho^{C-0.14} \cdot \Delta\rho^{-0.43} \cdot \mu^{C0.3} \cdot \sigma^{0.24}$$

non

$d < d_{crit}$ —non→ $$U_t = 17.6 \cdot \rho^{C-0.55} \cdot \Delta\rho^{0.28} \cdot \mu^{C0.1} \sigma^{0.18}$$

oui

Loi de Grace (1976)
$$H = \frac{4}{3} \cdot Eo \cdot P^{0.149} \left(\frac{\mu^C}{9 \cdot 10^{-4}}\right)^{-0.14}$$

$$U_t = 38.3 \cdot \rho^{C-0.45} \cdot \Delta\rho^{0.58} \cdot \mu^{C-0.11} d^{0.7}$$

$H > 59.3$ —non→ $H > 2$ —non→

oui

oui

$J = 3.42 \cdot H^{0.441}$

$J = 0.94 \cdot H^{0.757}$

$$U_t = \frac{\mu^C \cdot P^{0.149}}{\rho^C \cdot d} \cdot (J - 0.857)$$

ANNEXE II

DISTRIBUTION EXPERIMENTALE ET SIMULEE DES TAILLES DES GOUTTES

N=300

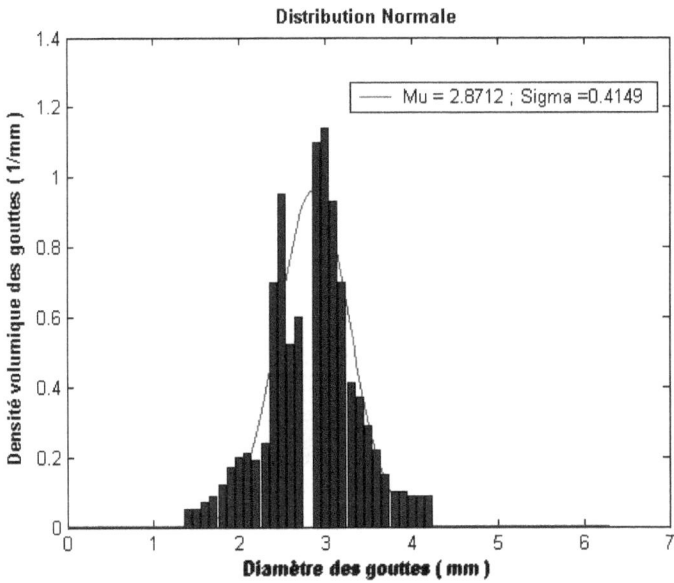

Distribution Normale

Mu = 2.8712 ; Sigma =0.4149

N=150

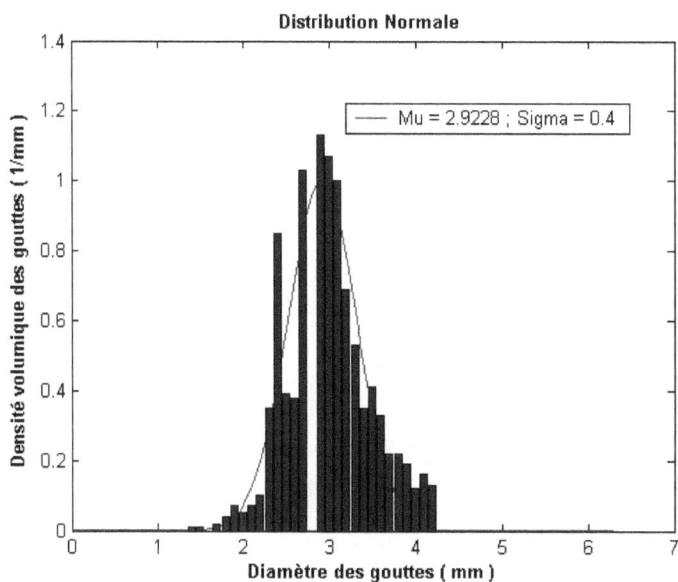

Distribution Normale

Mu = 2.9228 ; Sigma = 0.4

Densité volumique des gouttes (1/mm)

Diamètre des gouttes (mm)

N=200

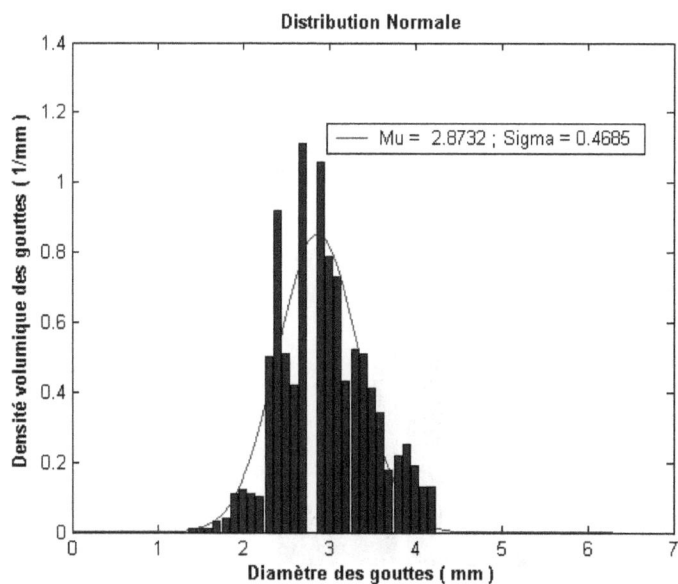

Distribution Normale

Mu = 2.8732 ; Sigma = 0.4685

Densité volumique des gouttes (1/mm)

Diamètre des gouttes (mm)

N=250

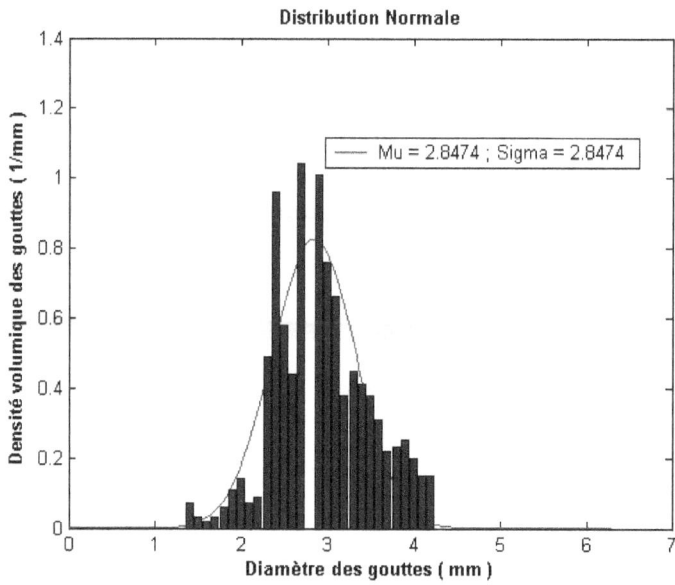

Distribution Normale

Mu = 2.8474 ; Sigma = 2.8474

Densité volumique des gouttes (1/mm)

Diamètre des gouttes (mm)

N=300

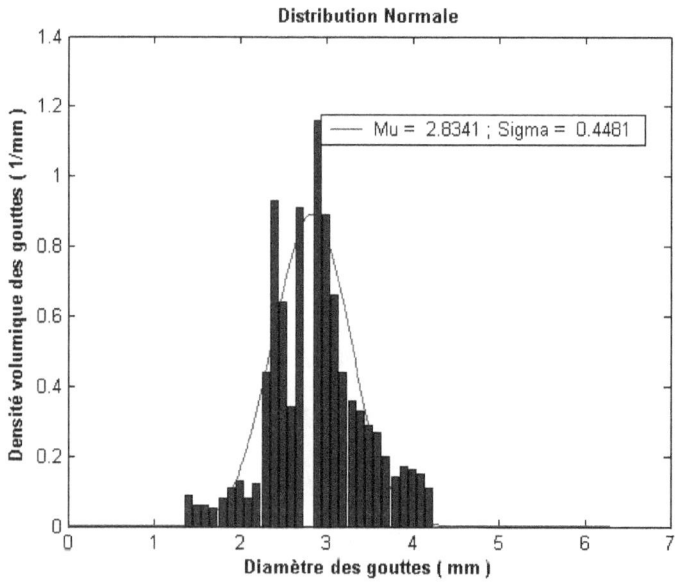

Distribution Normale

Mu = 2.8341 ; Sigma = 0.4481

Densité volumique des gouttes (1/mm)

Diamètre des gouttes (mm)

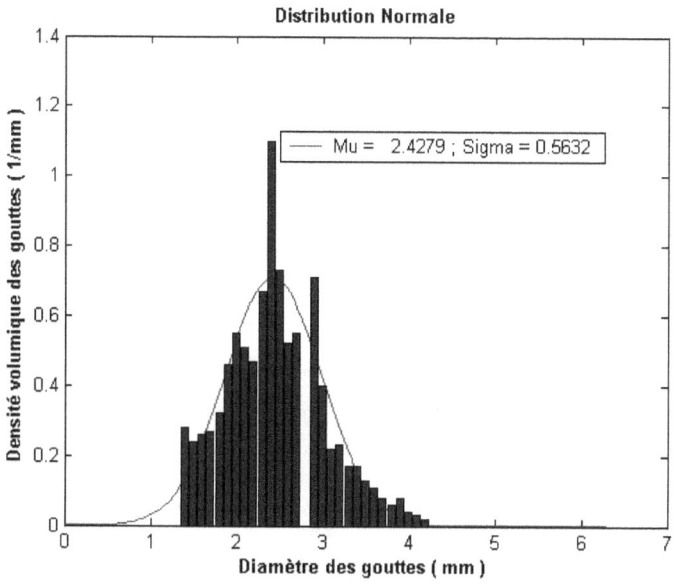

Distribution Normale

Densité volumique des gouttes (1/mm)

Mu = 2.4279 ; Sigma = 0.5632

Diamètre des gouttes (mm)

ANNEXE III

TRAITEMENT STATISTIQUE DES POPULATIONS DES GOUTTES

Nous avons utilisé, pour décrire les populations de gouttes, la variable $P(z,d)$ définie comme la densité de probabilité qu'un point au niveau z de la colonne appartienne à une goutte de diamètre d, $P^*(z,d) = \dfrac{P(z,d)}{\varphi(z)}$ est alors la densité de probabilité qu'un point de la phase dispersée, au niveau z de la colonne, appartienne à une goutte de diamètre d.

$P(z,d)\delta d$ est donc la fraction de volume occupée par les gouttes de diamètre d, au niveau z de la colonne.

On peut également caractériser une population de particules par une distribution en nombre, soit $n(z,d)$, la densité de probabilité en nombre des gouttes de diamètre d, au niveau z.

A partir de la variable $n(z,d)$ on peut proposer la définition des diamètres moyens suivants :

$$d_{pq} = \frac{\displaystyle\int_0^{d_{max}} d^p \cdot n(z,d)\delta d}{\displaystyle\int_0^{d_{max}} d^q \cdot n(z,d)\delta d} \tag{1}$$

Nous retiendrons pour notre étude, le diamètre suivant : d_{32}, définis par :

$$d_{32} = \frac{\displaystyle\int_0^{d_{max}} d^3 \cdot n(z,d)\delta d}{\displaystyle\int_0^{d_{max}} d^2 \cdot n(z,d)\delta d} = \frac{\displaystyle\int_0^{d_{max}} d^3 \cdot \frac{P(z,d)}{V(d)}\delta d}{\displaystyle\int_0^{d_{max}} d^2 \cdot \frac{P(z,d)}{V(d)}\delta d} \tag{2}$$

d_{32} est appelé diamètre de SAUTER ; c'est le diamètre volume – surface qui apparaît dans le calcul de l'aire d'échange.
Soit :

$$P(z,d) = \sum_{k=1}^{K} P_k(z) b_k(d) \tag{3}$$

Avec

$$\varphi_k(z) = P_k(z)\Delta d_k \tag{4}$$

L'insertion de (3) et (4) dans 2 donne :

$$\sum_{k=1}^{K} P_k(z) \frac{6}{\pi} \int_0^\infty b_k(d) \delta d = \sum_{k=1}^{K} P_k(z) \frac{6}{\pi} \int_{d_{k-1}}^{d_k} \delta d = \frac{6}{\pi} \sum_{k=1}^{K} \varphi_k(z) \tag{5}$$

$$\sum_{k=1}^{K} P_k(z) \frac{6}{\pi} \int_0^\infty \frac{1}{d} b_k(d) \delta d = \sum_{k=1}^{K} P_k(z) \frac{6}{\pi} \int_{d_{k-1}}^{d_k} \frac{1}{d} \delta d = \frac{6}{\pi} \sum_{k=1}^{K} P_k(z) \ln\left(\frac{d_k}{d_{k-1}}\right) \tag{6}$$

Et enfin :

$$d_{32}(z) = \frac{\displaystyle\sum_{k=1}^{K} \varphi_k(z)}{\displaystyle\sum_{k=1}^{K} \frac{\varphi_k(z)}{\Delta d_k} \ln\left(\frac{d_k}{d_{k-1}}\right)} \tag{7}$$

ملخص:

إن هذا العمل يعتبر دراسة لنموذج تقييم باستخدام وسيطين هدرود ينا مكين رئيسيين:الاحتباس للطور المبعثر وقطر Sauter .

يتم ذلك لنوعين مختلفين من أعمدة الإ ستخلاص وهي عمود RDC و عمود Kühni , بإستعمال نماذج مختلفة للتفكك والألتصاق للقطرات في نموذج التوازن السكاني للقطرات.

بناءا على نماذج تصريف الفيلم للقطرات الكروية الشكل و الغير كروية الشكل مع قوارن متحركة جزئيا, أنجزت محاكات مختلفة والنتائج قورنت مع قيم تجريبية .الأتفاق كافي بين الملاحظة التجريبية والمحاكاة والنماذج المستعملة وتشجيع استخدام النماذج التي ثبت إنها ملائمة لتوقع منحنى الاحتباس وقطر Sauter لنظام تولوين/ماء. نموذج التوازن السكاني هو اداة مفيدة للتخطيط والمتنبأ في مجموعة من العمليات التي تنطوي على أطوار متفرقة والجسيمات.

الطريقة العكسية لمشكلة التوازن السكاني للقطرات قد استعملت لأوساط الالتصاق للنظام ثناي الطور سائل – سائل ويتم ذلك على النظامين وهما التولوين/ماء و ن –بوتيل استات/ماء في عمودRDC باستخدام نموذج التوازن السكاني. غير انه, طريقة تقدير هذه المشكلة غالبا ماتستند إلى الحتمية الأمثل.

هذه الأساليب تولد عدم الأستقرارقرب أدنى محلي يتطلب حتما معلومات عن المشتقات في كل التكرار. ولنتغلب على هذه الحدود, اقترحت طريقة تزود بتقدير أوساط الألتساق. وهي تقوم على بنية بسيطة ومكيفة من خوارزمي الوراثية, لهذه المشكلة.

الإ تفاق بين الملاحظة التجريبية والمحاكاة مشجعة, وخصوصا النماذج المستخدمة التي أثبتت أنها مناسبة لتوقع منحنيات الإحتباس وقطر Sauter لهذين النظامين. وأخيرا هذه النتائج, تثبت أن الإجراء الأمثل هو مقترح مناسب جدا لتقدير أوساط الإلتصاق لأنظمة عمود الإستخلاص.

ABSTRACT

This work is a model assessment study considering two major hydrodynamic parameters: the hold-up of the dispersed phase and the Sauter diameter. This is done for two different types of extraction columns, namely the rotating disc contactor (RDC) and the Kühni column, using different drop break-up and coalescence models in a droplet population balance model. Based on the film drainage models for undeformable (spherical drops) and deformable drops with partially mobile interfaces, different simulations have been performed and the results compared with experimental values. The agreement between the experimental observation and the simulation is encouraging and the used models have proven to be suitable to predict hold-up and Sauter diameter profiles for the system toluene/water.

The population balance model is a useful tool for design and prediction in a range of processes that involve dispersed phases and particulates. Inverse problem method for droplet population balance model is applied to estimate coalescences parameters for two-phase liquid–liquid system. This is done for two systems, namely toluene/water and n-butyl acetate/water in a rotating disc contactor (RDC) using a droplet population balance model. In the open literature, the estimation procedure applied to this problem is often based on the deterministic optimization approach. These methods generate instabilities near a local minimum, requiring inevitably information about the derivatives at each iteration.

To overcome the above limitations, a method providing an estimate for coalescences parameters is proposed. It is based on a simple and adapted structure of the genetic algorithm, for this particular problem.

The agreement between the experimental observation and the simulations is encouraging and, particularly, the used models have proven to be suitable to predict hold-up and Sauter diameter profiles for these two systems.

Finally, these results demonstrate that the optimization procedure proposed is very convenient for estimating the coalescences parameters for extraction column systems.

Keywords : Extraction, **Hold-up, Coalescence, Break up, Sauter diameter, Efficiency, Drops**

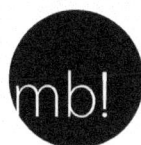

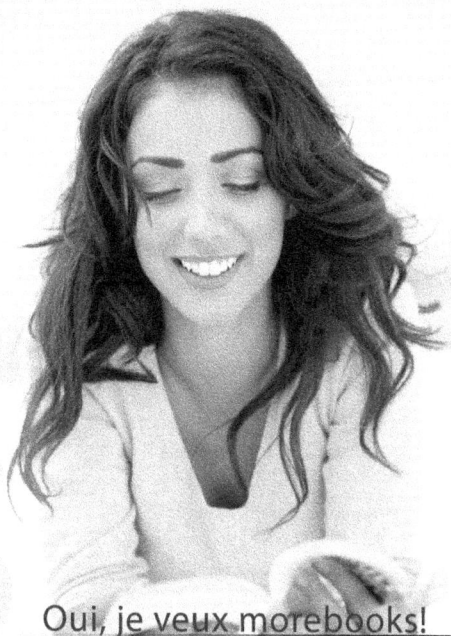